Wiilkayga Dagaalka uu La galay Kansarka:

Sheeko badbaado iyo guul laga gaadhay Neuroblastoma

Nuur Maxamed Amaan

Bogaadin

Buugga *"Wiilkayga Dagaalka uu la galay Kansarka: Sheeko badbaado iyo guul laga gaadhay Neuroblastoma"* ee uu qoray Nuur Maxamed Amaan, ayaa ka warramaya safarkii murugada lahaa, ee uu ku wajahay halganka daran ee wiilkiisu la galay Kansarka. Xanuun aad u dhib badan oo lahaa mowjado murugo iyo walbahaar aan kala joogsi lahayn.

Haddana, dedaalka iyo samirka aan kala go'a lahayn ee Nuur (aabbaha), oo kaashanaya iimaankiisa aan la dhayalsan karin ee Eebbe siiyay, waxa uu la kulmay caqabado u muuqda kuwo aan laga gudbi karin, isaga oo muujiyay adkeysi cajiib ah, u noqdayna qoyskiisa il waarta oo dhiirrigelin. Nuur adkaysigiisa iyo ducooyinkiisa qalbiga ka imanaya, ee uu u samayn jiray si aan kala go' lahayn, habeen iyo maalinba, ayaa noqday marrinka sookabashada mucjisada ah, isaga oo si wax-ku-ool ah ugu hagaya wiilkiisa dariiqa bogsashada.

Taariikhdan xiisaha lihi waxa ay u noqonaysaa cashar dareen leh kuwa laga yaabo inay la kulmaan duruufo la mid ah midda Nuur oo kale, isaga oo ku boorrinaya inaysan rejo beelin. Eebbe caafimaad iyo badhaadhe ha siiyo wiilkiisa qaaliga ah e".

DR CALI MAXAMED SAALAX, Madaxa sare ee Hay'adda Iqra, ahna Imaamka Tawfiiq Islamic Center, Oslo, Norway.

"Ogaanshaha ah in Kansar haleelay qof kuu dhaw waa na mid adag, gaar ahaan marka carruur aad dhashay uu ku dhaco, waana mid ay culus tahay in la aqbalo. Buuggani waa il dhiirigelin iyo rajo muujineysa in Kansarka la daweyn karo. Intaas waxaa dheer, buuggu waxa uu kor u qaadayaa heerka wacyigelinta ee ku saabsan Kansarka carruurta ku dhaca.

Xamiid dagaalka uu la galay Kansarka ayaa sidoo kale, si cad u muujinaysa muhiimadda ay leedahay taageerada iyo iskuduubnida laga helo qoyska xilliyada adag".

DR CABDULLAHI CABDI, Dhakhtar Caafimaad, ahna aasaasaha iyo Maamulaha Xarunta Caafimaadka ee FirstFamily, Gaarisa, Kenya.

"Ilmo kasta oo qaba xanuunka Kansarka waxa uu mudan yahay in la daweeyo. Xamiid waxaa laga helay Kansar, kaas oo aan lagu daweyn karin waddamada dunida saddexaad (Afrika), waxaana lagu soo daweeyay waddan ka mid aha waddamada horumaray (Norway). Hadda, shan sano ka dib daaweyntiisii, waxa aan u dabaaldegi karnaa horumarka uu ka sameeyay dhanka caafimaadka.

Farxaddeyda ugu weyn waxa ay tahay in aan arko carruur badan oo helaya inta badan daryeelka naf-badbaadinta ee uu helay Xamiid oo kale. Sababtoo ah, dhammaan carruurtu waxa ay muddan yihiin inay helaan fursad ay ugu noolaadaan nolol wacan oo caafimaad leh".

DR. DOREEN KARIMI, Khabiir ku takhasustay xanuunada dhiiga, iyo Kansarka, uur-kujirta, Isbitaalka Carruurta ee Gertrude, Nayroobi, Kenya.

Wiilkayga Dagaalka uu La galay Kansarka:

Sheeko badbaado iyo guul laga gaadhay Neuroblastoma

Nuur Maxamed Amaan

Markii ugu horreysay ee la daabacay: 2024 (English)

ISBN: 978-82-303-6691-2

Kala soo xidhiidh qoraaga buugga
cancer.neuroblastoma@gmail.com
www.mysonsbattle.com

Dhigaalka,Turjumida, naqshadeynta iyo qaabaynta jaldiga:

Nuur Muxamed Amaan

OSLO, NORWAY

Tusmo

Bogaadin iii

Tusmo vii

Hibeyn viii

Afeef ix

Cutubka 1aad: Muddo-farxadeed gaaban/kooban 1

Cutubka 2aad: Dhib dheef baa ka danbaysa 27

Cutubka 3aad: La-yaab dhaq (Argagax dhaqameed) 57

Cutubka 4aad: Waddadii bogsashada 77

Cutubka 5aad: Duufaantii ka dib 103

Cutubka 6aad: Casharradii aan bartay 115

Tixraac 130

Mahadnaq 131

Hibeyn

I would Buuggan waxa aan u hibeeyey wiilkayga qaaliga ah ee Xamiid iyo carruur meel kasta oo ay joogaan, kuwaas oo ay la soo deristay ama la il-daran saameynta xanuunka Kansarka gaar ahaan Neuroblastoma.

Wiilkayga qaaliga ahoow, tan iyo markii aad dhalatay, waxa aad u tahay nolosheyda il farxadeed iyo mid rayn-rayn. Si gaar ah intii uu ku haleelay xanuunka Neuroblastoma, waxa aad ii ahayd dhiirrigeliye. waxa aad i dhiirigelisaa in ka badan inta aad og tahay. Adkeysigaagii, xilligii xanuunka naxariista darrani ku hayay, ayaa ahaa mid aad ii cajab geliyay.

Xamiidoow, waxa aad lahayd samir iyo dulqaad, weliba iyada oo uu cudurku jidhkaaga u wiiqay siyaabo aanan xitaa anigu fahmi karin. Markaan arkay sida aad u awood badnayd xilligaas, waxa ay i gelisay kalsooni ah inaad wax weyn ku soo kordhin doonto bulshada mustaqbalka.

Ma sugi karo in aan arko mustaqbalkaada. Waxa aan kuu rajaynayaa inaad hesho nolol buuxda oo aad ku guulaysato riyooyinkaaga oo dhan, guursato, oo aad dhasho carruur. Shaki iigama jiro inaad ku guulaysan doonto wax kasta oo aad maskaxdaada geliso.

Xamiid, mar kasta oo aan kaa fekero waan qariyaa ilmadayda. Waxa aad tahay mucjiso socota, faan iyo farxad, aniga oo keliya iima tihid ee waxa aad u tahay sidoo kale qoysas kale oo badan. Jacaylka aan kuu qabo waa uu jiri doonaa daaim abidkiis, aabbe.

Afeef

Buuggani waxa uu ku saleysan yahay dhacdo dhab ah, waayo'aragnimo shakhsiyadeed iyo socdaalkii xanuunka badnaa ee "Wiilkayga iyo dagaalkii uu la galay Kansarka (Neuroblastoma)". Ujeeddada aan u qoray buuggan waa in aan idinla wadaagno sheekada qoyskeenna ee ku saabsan mawduuca Kansarka iyo khibradannada, siinta dhiirrigelin kuwa laga yaabo in ay ku jiraan xaalad la mid ah middayada oo kale, iyo kor-u-qaadista wacyiga ku saabsan Kansarka ku dhaca carruurta iyo saameynta uu ku leeyahay shakhsiga uu saameeyay xanuunka ama kuwa ay jecel yihiin.

Waxaa muhiim ah in aan caddeeyo in bukaan kasta xanuunka Kansar ee haleela uu yahay mid gaar ah (unique). Sidoo kale, macluumaadka caafimaad, borotokoolka daaweynta, iyo natiijooyinka lagu xusay buuggan ay gaar u yihiin kiiska wiilkayga Xamiid. Sidaa darteed, nuxurka buuggan looguma talogelin in loo isticmaalo talo-bixin caafimaad ama beddelka dhakhtar caafimaad, baadhitaan, ama daaweyn.

Akhristayaasha waxa aan ku dhiirrigelinayaa inay la tashadaan dhakhaatiir iyo khubaro caafimaad oo takhasus gaar ah u leh xanuunkooda, si ay u helaan macluumaadka saxda ah ee xanuunka Neuroblastoma, astaamihiisa, daawadiisa, iyo waxyeellada ka iman karta. Safarka caafimaad ee qof kasta waxaa saameeya arrimo ay ka mid yihiin da'da qofka, caafimaadkiisa guud, heerka Kansarku marayo, dawada la siyay, iyo falcelinta shakhsi ee uu ka bixiyo daawada uu qaato.

Saameynta shucuureed iyo midda maskaxeed ee la dagaalanka

Kansarka, marka laga eego dhanka bukaanka, qoyskooda iyo asxaabtaba, waxa ay noqon kartaa mid leh xanuun qoto-dheer oo wejiyo badan leh. Waayo'aragnimada iyo dareenka aan idinkula wadaagay buuggani waxa ay ka turjumaysaa safarkeenna gaarka ah, waxaana laga yaabaa in ayna la jaan qaadi karin waaya'aragnimada dadka kale ee ku sagan xaaladeenna oo kale. Waxaa muhiim ah in la yaqiinsado in cilmi-baarista caafimaadka iyo daweynta Kansarku ay si joogta ah u kobcayso. Sidaa darteed, macluumaadka qaar ee lagu soo bandhigay buuggani ayaa laga yaabaa inay waqti ka dib noqdaan kuwo duugoobay. Waxa aana ku boorrinayaa akhristayaasha in ay la socdaan cilmi-baarisyada cusub, oo ay xushaan ilo la isku haleyn karo oo loo kaashan karo horumarrada laga gaadhay Kansarka iyo daaweyntiisa.

Waxa aan u mahadcelineynaa dhammaan xirfadlayaasha caafimaadka, daryeelayaasha, asxaabta iyo qoyska, kuwaas oo na garab taagnaa markii uu Xamiid dagaalka kula jiray xanuunka Neuroblastoma. Dedaalkooda iyo jacaylkooda ayaa ahaa mid qiimo leh. Buugganina waa abaalmarin loogu talagalay taageeradoodii hagar la'aanta ahayd. Waxa aan rajeynaynaa in marka aan idinla wadaagno sheekadeenna, buuggani uu idin siin doono dhiirrigelin iyo aragti cusub, gaar ahaan kuwa ku guda jira la-dagaalanka xanuunka Kansarka ama daryeelaya qof qaba Kansar. Hamigayaga kama dambaysta ahi waa in aan kor u qaadno wacyiga xanuunka Kansarka, gaar ahaan Kansarka carruurta, kobcinta dareenka iyo fahamka bulshada ee xanuunka Kansarka. Waad ku mahadsantahay inaad akhriso safarka qadhaadh ee wiilkeyga uu soo maray iyo tixgelintaada akhrinta buuggeena "Wiilkayga Dagaalka uu La galay Kansarka".

Cutubka 1aad: Muddo-farxadeed gaaban/kooban

"Marka aynu maqalno war xun, waa fursad aan kor ugu qaadi karno nafteenna in ka sarraysa filashadeenna ." —Josephine Angelini

1

Janaayo 19, 2017.

Waxa ay ahayd maalin lama illaawaan ah! Waxa aan u xusuustaa sidii shalay oo kale.

Nolosheyda oo dhan waxa ay ahayd mid isbeddeli rabta.

Waxa ay ahayd maalintii aniga iyo xaaskayga Fardowsa, aan dunida ku soo dhoweynay wiil faraxsan, caafimaad qaba oo 2.8kg ah. Nasiibdarrase ma raagin farxaddaasi.

Xamiid

Wiilkayga curadka ahi, waxa uu ku dhashay Garissa Nursing Home, waxa uu ahaa farxad, qurux iyo raynrayn cusub oo hadda ku soo biiray nolosheenna.

Aad ayaannu ugu faraxnay dhalashadiisa, samada ayaannu galnay farxad awgeed. Waxa uu dunidan yimi ku dhawaad hal sano ka dib maalintii aniga iyo Fardowsa aannu ku aqalgalnay Gaarisa bishii Maarso 2016, sidii qof go'aansaday inuu na siiyo hal sano oo kelinnimo ah si aan u wada joogno sidii lamaane cusub. Aad ayay u yar tahay in aan hadal heli kari waayo, laakiin markan, waxa aan iska waayay ereyo. Waxa aad mooddaa in hadalkiiba la iga xidhay oo afkiiba hadal waa soo qaban waayay. Ma jiraan erayo si waafi ah u cabbiri kara sida aan ugu faraxsanaa in aan aabbe noqdo. Afkii baa juuqda gabay, qalbiga iyo indhahaygu waa ay ku weyneyd maalintaas. Wadnaha waxaa i ruxday qab iyo raynrayn, sidoo kale illintii farxadda ee huursanaydna waa ay joogsan weyday.

Aabbe ayaan noqday!

Aniga oo biya ismarin oo da' yar ayaa ugu dambeyntii dhashay, waa jiidhkaygii. Xaqiiqdii, naf nool oo neefsanaysa oo dhiiggayga iyo DNA-da xididkooda ka soo baxay. Waxa aan ku riyoonayay daqiiqadan waqti dheer, sidaa darteed markii ugu danbayn Xamiid uu dhashay, waxa ay iila eekatay riyo iyo dhalanteed.

Qof kasta waxa uu ku riyoodaa inuu aabbe ama hooyo noqdo, aniguna hubaashii la mid ayaan ahay dadka. Fikradda ah korinta ilmo iyo daawashada iyaga Oo koraya haddana caafimaad qaba, faraxsanna, ahna bulshada kuwo ka tirsan oo wax soosaar leh, waa wax aan runtii rajaynayay markaas iyo haddaba.

Waxa ayna noqotay xaqiiqo, wax walbana si wanaagsan ayay u dhaceen tan iyo xilligii uurka hooyada.

Maalmahii xigayna dhammaantood waa ay wanaagsanaayeen, mana aanan rabi karin wax ka badan intaas, ka aabba ahaan markii ugu horreysay. Xamiid waa uu caafimaad qabay, inkasta oo uusan kaajin 3 dii maalmood ee hore ee dhalashadiisa, laakin aad ayuu u caafimaad qabay sidiisa kale. Xaaskeyga sidoo kale waa ay caafimaad qabtay, dhammaan baaritaannadii uurka ka hor iyo kadibba waa ay fiicnaayeen.

Waxaa la guday Xamiid 3 maalmood ka dib markii uu dhashay, 22-kii January 2017-kii, laba maalmood ka dibna, 24-kii, Waxa aanu fulinnay dhaqankii soo-jireenka ahaa ee gawraca adhiga oo laba neef ah, laguna qalay xaafada Gaarisa. Dhawr bilood ka dib, bishii Juun, waxaannu ka helnay baasaboorkiisii norwejiga safaaradda Norway ee Nayroobi.

18-kii bilood ee xigtay, si buuxda ayaa loo tallaalay, shaxda koritaankiisuna waxa uu ahaa mid caadi ah - waxa uu ahaa 5.7kg 2 bilood, 6.6kg 3 bilood, 7kg 7 bilood iyo 10kg 9 bilood. Kobaca Xamiid waxa lagu xusay Jaantuska 1aad, halka Jaantuska 2aad yahay Kaadhka Tallaalka Xamiid.

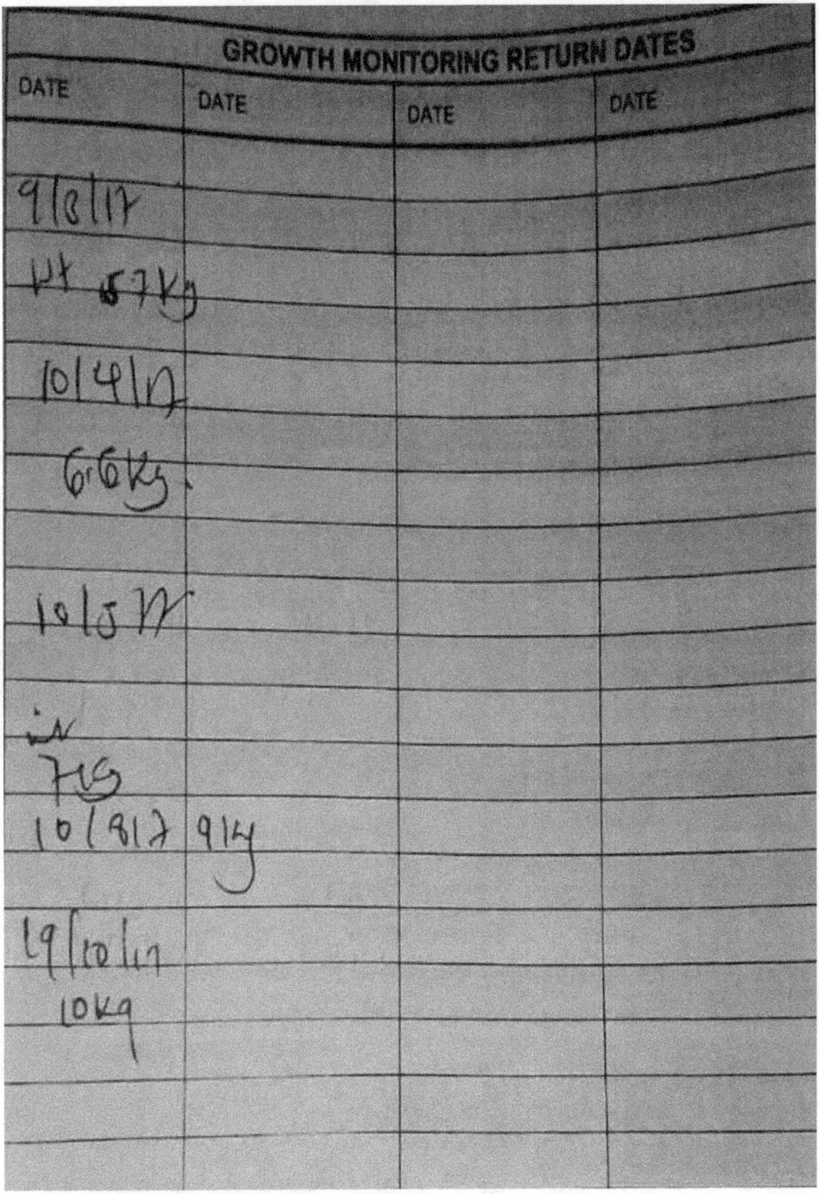

Jaantuska 1aad: Koboca Xamiid.

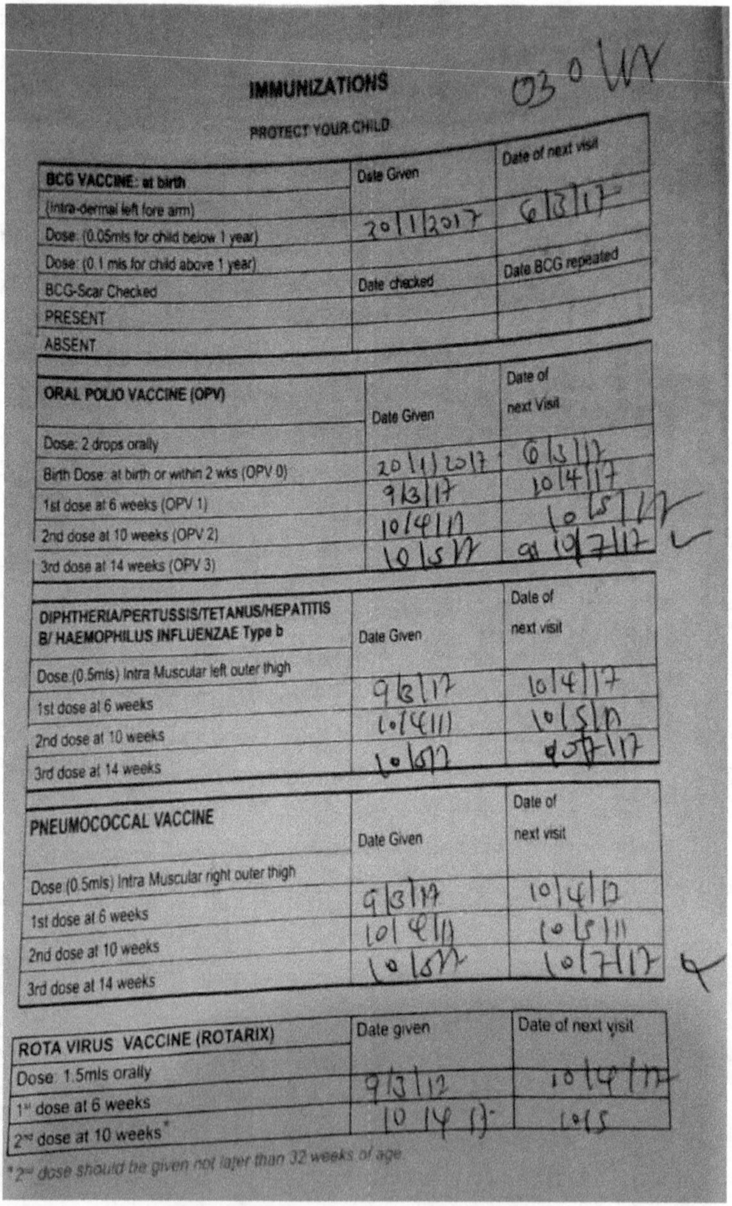

O3 0 WR

IMMUNIZATIONS

PROTECT YOUR CHILD

BCG VACCINE: at birth	Date Given	Date of next visit
(Intra-dermal left fore arm)		6/3/17
Dose: (0.05mls for child below 1 year)	20/1/2017	
Dose: (0.1 mls for child above 1 year)		
BCG-Scar Checked	Date checked	Date BCG repeated
PRESENT		
ABSENT		

ORAL POLIO VACCINE (OPV)	Date Given	Date of next Visit
Dose: 2 drops orally		
Birth Dose: at birth or within 2 wks (OPV 0)	20/1/2017	6/3/17
1st dose at 6 weeks (OPV 1)	9/3/17	10/4/17
2nd dose at 10 weeks (OPV 2)	10/4/17	10/5/17
3rd dose at 14 weeks (OPV 3)	10/5/17	10/7/17

DIPHTHERIA/PERTUSSIS/TETANUS/HEPATITIS B/ HAEMOPHILUS INFLUENZAE Type b	Date Given	Date of next visit
Dose (0.5mls) Intra Muscular left outer thigh		
1st dose at 6 weeks	9/3/17	10/4/17
2nd dose at 10 weeks	10/4/17	10/5/17
3rd dose at 14 weeks	10/5/17	10/7/17

PNEUMOCOCCAL VACCINE	Date Given	Date of next visit
Dose (0.5mls) Intra Muscular right outer thigh		
1st dose at 6 weeks	9/3/17	10/4/17
2nd dose at 10 weeks	10/4/17	10/5/17
3rd dose at 14 weeks	10/5/17	10/7/17

ROTA VIRUS VACCINE (ROTARIX)	Date given	Date of next visit
Dose: 1.5mls orally		
1st dose at 6 weeks	9/3/17	10/4/17
2nd dose at 10 weeks*	10/4/17	10/5

*2nd dose should be given not later than 32 weeks of age

Jaantuska 2aad: Kaadhka Tallaalka Xamiid.

Xamiid waxa uu u kobcayay si caadi ah, si la mid ah ilma kasta oo caafimaad qaba, sidoo kalena u daryeelnay sida ugu wanaagsan ee aanu naqaannay si aan u hubinno inuu si fiican u koray oo xoogganna yahay. Wax walba waxa ay u muuqdeen kuwo caadi ah. Xamiid aad ayuu u fiicnaa! Oo waxa aan sugayay in aan noqdo aabbe wanaagsan. Waxa aan isku diyaarinayay u debaaldegga dhammaan maalmihiisa u horreeyay. Eraygiisii ugu horreeyay. Tallaabadiisa koowaad. Dhadhankiisii ugu horreeyay ee cuntada dhabta ah ee aan ahayn caanaha hooyadii.

Wax walba!

Waan ogaa in aabbennimadu aanay ahayn igu soo orod , haddana wax badan iskuma howlin. Kollaybana, Wax wanaagsani ma fududa oo ma sahlana. Waxa aan u diyaarsanaa caqabad kastaa!

Mise, sidaas ayaan is mooday.

****

Waxa ay ahayd 28/03/2019.
23 maalmood ka dib dhalashadii wiilkeena labaad, Cammaar.

11 maalmood ka dib markii aan Norway ku soo laabtay oo aan ka imid Gaarisa. Xilligaas waxa aan si buuxda uga shaqaynayey Norway, halka Fardowsa iyo labadayda wiil ee yaryar ay ku noolaayeen Gaarisa, sidaas darteed waxa aan u dhexayn jiray Gaarisa iyo Norway si aan u soo booqdo. Waxa aan u safray Kenya Febraayo 7, 2019 si aan goobjoog uga noqdo dhalashada wiilkeyga labaad oo dhashay 5 Maarso 2019. Waxa ay ii ahayd dhowr toddobaad oo xiiso leh kuna sugnaa gudaha Kenya, sababtoo ah waxa aan soo dhoweynay Cammaar oo ah ilmaheennii labaad.

Kusoo dhoweynta xubin cusub qoyskeenna soo koraya, waxa ay noo ahayd farxad weyn iyo dabaal-deg. Intii aan Kenya joogay, waxa aanu samaynnay wanqalkii Cammaar, si la mid ah kii Xamiid, qoyskayagii oo dhanna waxa ay ku jireen jewi farxadeed. Noloshaydu waxa ay ahayd mid isku toosan. Waxa aan lahaa qoys qurux badan, kobcaya, oo caafimaad qaba, islamarkaana aan ku faano. Waxa aan shaqo fiican ka haystay Norway, waxaanan awooday in aan masruufo qoyskayga degganaa Gaarisa. Noloshu waxa ay ahayd mid wanaagsan. Waxa aan ahaa mid nimcaysan, oo weliba Ilaahay ugu mahadcelinaya dhammaan deeqaha iyo naxariista noloshayda. Wax khaldan ma jirin. Hagaag, wax waliba waxa ay u muuqdeen inay hagaagsan yihiin, marka laga reebo in Xamiid yara caajisnaa. Waxa ay u muuqatay inay yihiin cudurrada sida caadiga ah saameeya dhallaanka waqti-ka-waqti. Si fiican wax uma cuni jirin marmar, taasina waxa ay keentay inuu miisaankiisu hoos u dhaco.

Laakiin intaas wax aan ahayn run ahaantii nama haysanin iyo sabab kale oo na walaacisa. Si aannaan taxaddarkana uga tegin, aniga iyo Fardowsa waxa aan go'aansannay in aan baadhno Xamiid oo u geynno dhakhtar si uu u hubiyo in uu caafimaad qabo.

Waxa aan geynnay Xarunta Caafimaadka ee Family First Medical Centre in Garissa, laba jeer bishii Febraayo muddo laba toddobaad gudahood ah. Dhaqtarkii noo yimid ayaa ahaa Diktoor Cabdullaahi oo ah isla dhakhtarkii/umuliyihii Xamiid. Diktoor Cabdullaahi waxa uu ogaaday in Xamiid ay hayso qandho aad u badan oo uu dhiiguna ku yar yahay, waxa uuna siiyay sharoobada qandha-jabinta dhiig-yarida iyo vitamins si ay u kordhiso heerka dhiiggiisa. Waxa ay ahayd daaweyn fudud, Xamiidna waa uu fiicnaaday maalmo.

Wax qeyru-caadi ahna ma jirin. Ka dib markii aan siinnay daawadii dhiig-yarida iyo fiitamiinnadii, waxa aan ku qanacnay in Xamiid uu soo roonaan doono oo uu fiicnaan doono.

Waan ku khaldamay taas, oo waxa aan si degdeg ah u ogaaday maalinta lama ilaawaanka ah ee 28-ka Maarso, markii xaaskaygu ay si naxdin ku jirto ii soo wacday iina sheegtay warkii ugu xumaa ee aanan weligay malaysan in aan maqli.

Waxa aan ku sugnaa Norway, aniga oo ku soo laabtay 17-kii Maarso, waxa aan ka soo tagay Xamiid isagoo si wanaagsan wax u cunaya, si la mid ah walaalkiis Cammaar oo xilligaas naaska nuugayay.

Haddaba, markii ay i soo wacday Xamiid hooyadii, maan fileyn xaalad degdeg ah. Waxa aan moodayay inay si caadi ah xaaskaygu ii soo wacday.

Ma ahayn se!

“Xamiid aad ayuu u xanuunsan yahay, xaaladdiisuna sidii waa ay ka sii daraysaa.”

Codka Fardowsa ayaa is xiray, waxa ay isku dayaysay sidii ay hadalka u soo saari lahayd — xanuunkeeda, filanwaaga iyo cabsida ayaa hadalka ku xidhay. Codka welwelka leh ee hadalkeeda ayaa ii sheegay in xaalka Xamiid yahay mid aad khatar u ah.

Waxa aan u sheegay in ay dhakhtarka geyso, waa ay samaysay. Waa ay tagtay kuna noqotay isla isbitaalkii, Xarunta Caafimaadka ee Family First Medical Centre. Waxa ay ka qaadeen dhiig, waxa ayna sidoo kale ku sameeyeen baaritaan raajo oo kala aha CT-scan iyo Ultrasound. Baadhitaanadana waxaa loo diray waddanka Koonfur Afrika.

Ka dib waxa ay noqotay in aan sugno jawaabta si aan u ogaanno waxa dhabta aha ee haya Xamiid. Xaaladdiisa ayaa si degdeg ah uga sii dareysay, qof kasta oo qoyska ka mid ahina waa uu welwelsanaa. Waxa aan u baahneyn in aan si dhakhso ah u ogaanno natiijada baadhitaanka, si aan u samaynno wixii nagala gudboon caafimaadkiisa. Ma aannu suginba waqti badan; natiijadu waxa ay timid maalinta xigtay, Maarso 29. Fardowsa ayaa i soo wacday, markan iyada oo wadda war naxin leh.

"Xamiid waxaa laga helay Kansar. Kansarka kelyaha!"

Waa hadalkii iigu naxdin badnaa ee aan maqlo intii aan noolaa. Maxay? Kee? Miyaan maqlay waxa aan u maleeyay in aan maqlay? Mise, laga yaabee, inay riyo ahayd?

Jaantuska 3 ayaa tusinayaa sawirrada raajada ee sambabada Xamiid.

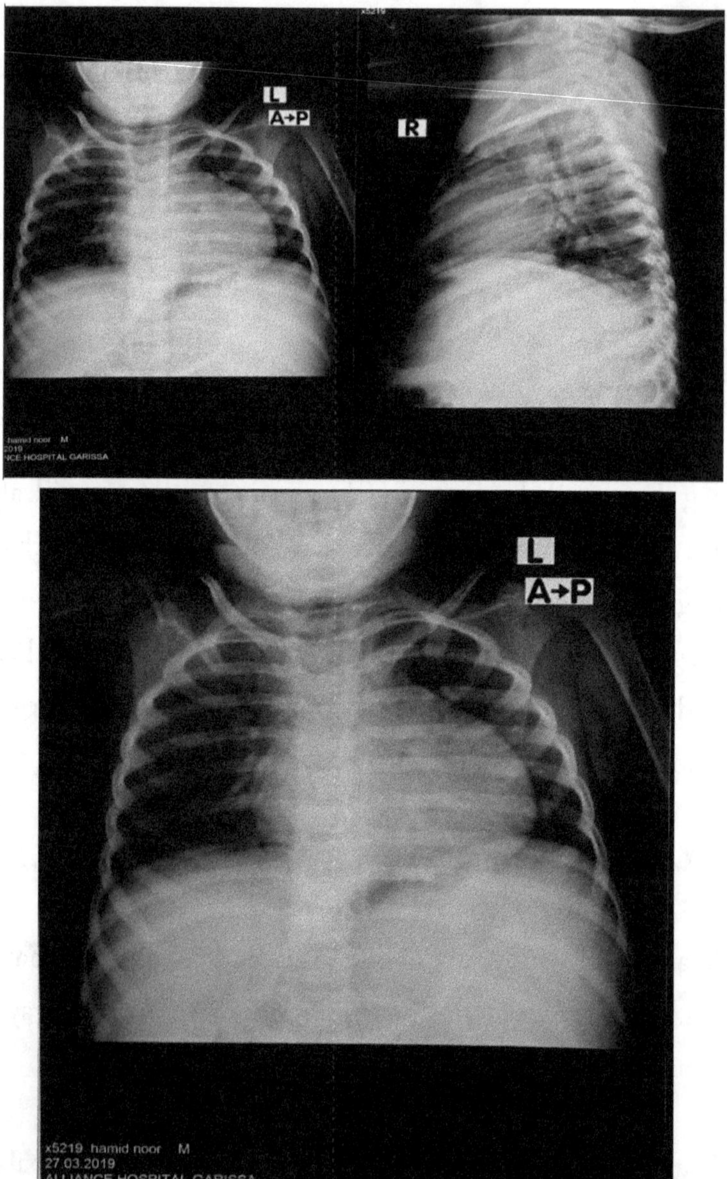

Jaantuska 3aad: Sawirrada raajada sambabada Xamiid.

Maankeygu waxa uu bilaabay inuu kala wareego.

Wadnaha ayaa dhulka i yimi.

Waxa aan dareemay in afkaygu uu isla markiiba engegay.

Waxa aan ahaa gebi ahaanba mid galay dareen naxdin ba'an leh. Aniga oo libiqsi la'aan u fiirinaya taleefoonkaygii sidii anoo rooxaan arkay ayaan afka kala qaaday.

"Maxaad ka hadlaysaa?"

Waxa ay ahayd jumladda keliya ee afkaygu ka soo bixi karaysay.

Fardowsa ayaa ku celisay isla erayadii, xoogaa waxa aan mooday kaftan. Laakiin xaaskeyga si fiican ayaan u aqaanay, ogaana in aysan waligeed ku kaftami karin wax sidan u daran. Ma jiro qof miyir qaba oo ku kaftami kara waxaas oo kale.

Sidaas oo ay tahay, waxa ay hadda tiri waxa ay u muuqdeen kuwo aan macquul ahayn. Wax macno ah maskaxdayda kama samayn. Run ahaantii waxa aan ogaa Xamiid oo guriga ku soo noqday dhawr maalmood ka hor, wax ka yar laba toddobaad ka hor, wuuna fiicnaa. Dhab ahaantii uma muuqan ilmo qaba wax cillad ah oo jidhkiisa ah.

Haddaba maxay uga jeedday? Waxaa laga yaabaa in aan si fiican u maqlaynin iyada. Khadka telefoonka miyaanu ahayn mid hagaagsan? Ma waxa ay ahayd xiriir-xumo dhanka khadka telefonka Norway iyo Kenya? Ma riyo ayay ahayd? Waxa ay ahayd inay noqoto!

Dhammaan fikradahaas ayaa maskaxdayda ku soo aruuray, aniga oo isku dayaya in aan macno u sameeyo waxa ay hadda ii sheegtay. Murugo ayay ahayd, inkasta oo aan dareemey riyo aad u xun iney tahay, mase ahayn riyo mana riyooneynin. Wax walba dhab ayay ahaayeen. Aad ayaana u soo jeeday, in kasta oo aan naxay, iyada oo Fardowsana ay la halgamaysay sidii ay nafteeda u dejin lahayd si ay u gudbiso warka aan la fahmi karin ee ku saabsan ogaanshaha xanuunka foosha xun ee wiilkeenna lagu sheegay. Jawaabtii uu inoo akhriyay Diktor Cabdullaahi ayaa lagu soo gabagabeeyay in Xamiid uu qabo burada Wilms tumour, oo ah nooc Kansarka carruurta ku dhaca, kana soo bilaabma kelyaha. Waa xanuun aad u cabsi badan runtii.

Waxa aan ku jiray qarawgii/riyadii ugu xumayd ee waalid ku qarwo, oo ah nooca ugu xun ee qaraw la qarwo, kaas oo aanan waligay u rejeeyeen xataa qofka iigu cadawsan.Ma aan fahmi karin sida wiil caafimaad qaba oo aad u da'yar uu u qaadi karo anuunka Kansarka. Halkee ayuu ka keenay? Ma cuntada ayuu ka qaaday?

Ma hidde ahaan ayuu u dhaxlay? Inta aan ogahay, ma jiro qof ka mid ah labada dhinac ee qoyskanaga oo qaba ama uu ku dhacay Kansar. Su'aalo badan ayaa maskaxdayda ku soo dhacay. Laakiin hadda, cuntadii uu ka go'ay iyo dhiig-yaridii ayaa macno ii sameeysay. Oo waxa uu ahaa Kansar bilawgii waxaas oo idilba. Dhakhaatiirta Family First Medical Center ayaa Fardowsa u sheegay in Wilms Tumor uu yahay nooc Kansar caadi ah oo ku dhaca carruurta da'doodu ka yar tahay 3 sano iyo in haddii la daweeyo waqti fiican, Xamiid uu haysto fursad uu ku badbaadi karo oo aad u sarreeysa.

In kasta oo ay jirtay cabsi iyo hubanti la'aan xad dhaaf ah, haddana waxa aan ku qasbanaa in aan sii adkaysto oo aan rumaysto in wiilkayga qaaliga ah uu soo kaban doono, Fardawsana igala mid ayay ahayd xaaladdaas. Degdeg ayaan isu ururiyay oo aan ula tashaday dhakhtarkayga Norway. Ka dib markii aan la hadlay, waxa aan ku guuleystey in aan is dejiyo, waxaanan go'aansaday in aan tago oo aan wiilkayga ka soo qaado Kenya.

Wiilkaygu hadda waa uu ii baahan yahay, si ka badan sidii hore, fursadda uu ku badbaadina aad ayay u badan tahay haddii Norway lagu daweeyo marka loo eego Kenya, ayaan isku qanciyay.

Aniga oo degdegaya ayaan wacay hooyaday Dalxid oo iyaduna Norway ila deganayd, Eebbe mahaddiina, waa ay xasiloonayd anigana ii dejisay dareenkeygi.

Waxa aan si degdeg ah uga wada hadalnay wixii aan samayn lahayn, waxa aana go'aansannay labadeennaba in aan u socdaalno Gaarisa si aan u soo kaxeyno Xamiid oo aan ugu soo qaadno Norway si uu u helo daryeel heersare aha.

Ka dib, waxa aan si toos ah u aaday dhakhtarkaygii Oslo oo aan u sheegay wax walba oo dhacay. Aad ayaan ugu baahnaa taladiisa, waxaanna ogaa in uu yahay qofka ku haboon ee igala talin kara fursadaha caafimaad ee ugu wanaagsan ee aan Oslo ka heli karo. Waxa uu igu raacay in Norway ay tahay halka u wanaagsan Xamiid xilligan xasaasiga ah. Waxa ay ahayd xaalad degdeg ah oo daqiiqad kasta waa ay tirsanayd. Xogtii oo dhan waan ka helay dhakhtarkayga waana u mahad celiyay. Waxa aan uga mahadceliyey taageeradiisa wakhtigan adag ee noloshayda.

Galabnimadii, isla maalintii 29-kii Maarso, waxa aan si degdeg ah u aaday xafiiska tigidhada jara si aan u soo iibsado tigidho diyaarad. Waxa aan u iibiyay tigidh Hooyaday iyo mid aniga aha , sidoo kale tigidh hal dhinac ah oo aan u iibiyay Xamiid.

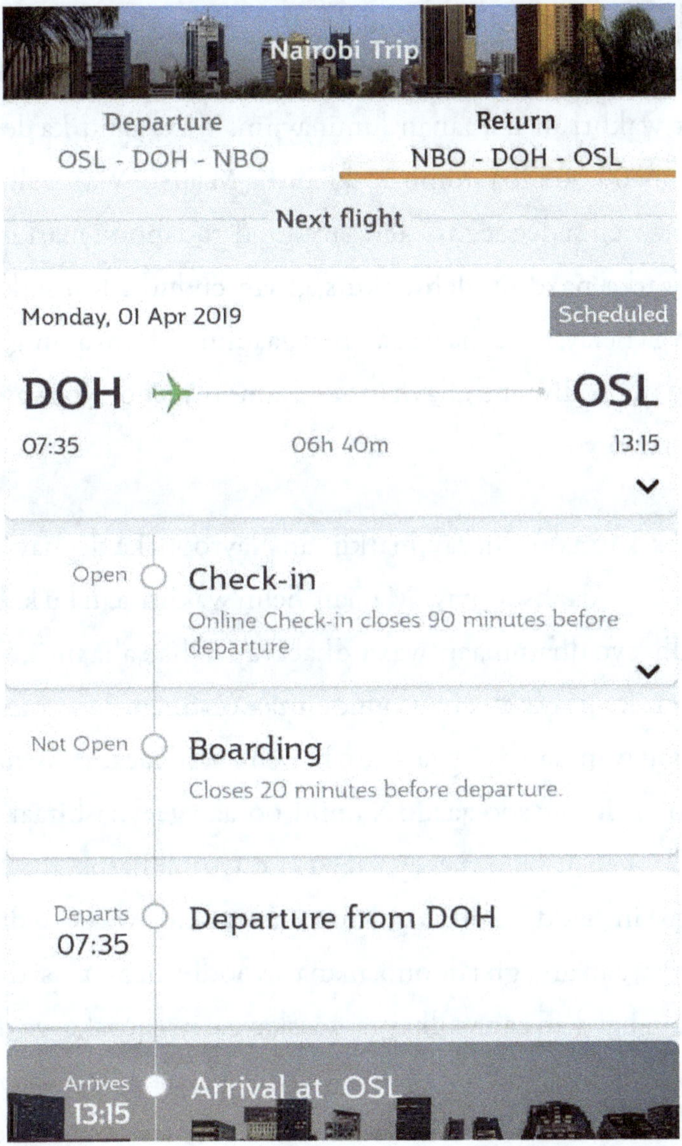

Jaantuska 4aad: Sawirka saddexda tigidh diyaaradeed, Oslo ilaa Nayroobi iyo Nayroobi ilaa Oslo.

Isla maalintii xigtay, 30-kii Maarso, 4-tii galabnimo, ayaanu Oslo ka soo ambabaxnay, kuna sii jeedsanay Nayroobi. NWax wakhti ah ma aanan luminaynin. Waxa aanu ka degnay Nayroobi 08.00 subaxnimo 31-kii bisha Maarso. Wax walba waxa ay u dhaceen si degdeg ah. 48 saacadood gudahood markii aan helay warka naxdinta leh ee ku saabsan cudurka Kansarka ee wiilkayga helay, horayba waxa aan u gaadhnay Kenya aniga iyo hooyaday, oo diyaar u ahayn in aan Xamiid keeno Norway si loogu daweeyo.

Wax kasta oo dhacay markii aan Nayroobi ka degnay weli waa iga daahsoontay. Ma aan helin wakhti aan ku kala shaandheeyo dhammaan waxa dhacayay. Dhab ahaantii, waxa aan ku jiray habka autopilot intaa oo dhan. Waxa aan go'aansaday in aan xoogga saaro hawsha aan gacanta ku hayo, taas oo ah in aan soo qaado Xamiid oo aan geeyo isbitaal Oslo ku yaalla si uu u helo daweyn tayo sare iyo takhasus leh. Waxa aan ogaa in haddii aan hakado oo aan ka fikiro waxa ku dhacay wiilkayga, aan argagixi doono, mana awoodin in ay taasi dhacdo. Waxa ay ahayd in aan wiilkayga, xaaskayga, iyo qoyskayga dartood awood isu geliyo, laakiin gudaha waxa aan ahaa qof qasan oo ilaalinaya miyir-qabka maskaxdiisa, oo xitaa markii aan dareemay culeyskan tirada badan ma ahayn mid fudud in aan joogteeyo xasilloonida.

Eebbe ayuun baa og sida ay iigu suurta gashay in aan is dejiyo xilligaas xasaasiga ah. Waxa ay ahayd oo keli aha in aan diiradda saaro sidii aan u samayn lahaa dhammaan qabanqaabada iyada oo isla markaana aan ka taxadarayo shucuurta iyo walaaca igu jiray, waxa ayna ahayd waxa ugu adag ee aan abid sameeyo. Waxa aan sameeyay cilmibaaris ku saabsan Kansarka kelyaha; waxa aan ka ogaaday ayaa ku filan in waalid kasta uu la welwelo. Burada Wilms waa nooc naadir ah oo ka mid ah Kansarka kelyaha oo inta badan ku dhaca carruurta da'doodu ka yar tahay 3 sano, halka heerka guud ee badbaadada uu yahay 90% gaar ahaan haddii burada la ogaado xilli hore lana daaweeyo, hadana dhimashadu waxa ay ku dhacdaa boqolkiiba tiro yar ee kiisaska[1]. Gaar ahaan haddii ay buradu ku fiday qaybaha kale ee jidhka ama haddii ay jiraan dhibaatooyin ka yimaadda daaweynta.

Sidaa darteed, aniga oo ku faraxsanaa in Kansarka goor hore la ogaaday, waxa aan weli ka walaacsanaa in Xamiid uu ka mid noqon karo kuwa tirada yar 10% ee ay suurtogalka tahay inay noloshooda ku waayi karaan burada Wilms (Kansarka). Si kastaba ha ahaatee, waxa ay ahayd in aan naftayda ku qasbo in aan si togan uga fikiro. Sababtoo ah, wax wakhti aha ma haynin oo aan ku welwelo, illeen Xamiid ayaa ii baahanee.

1 See: Servaes, S. E., Hoffer, F. A., Smith, E. A., & Khanna, G. (2019). Imaging of Wilms tumor: an update. Pediatric Radiology, 49, 1441-1452

Waxa uu u baahnaa in aan si buuxda diiradda u saaro, go'aansado, weliba si cabsi la'aan aha ugu dagaallamo noloshiisa tabartayda oo dhan.

Ma haysan waqti aan lumiyo. Garaadkeyga, ilbiriqsi kasta oo i dhaafa waxa ay la macno ahayd in fursadaha uu ku badbaadi karo Xamiid ay si degdeg ah u yaraanayaan.

Isla markii aanu ka soo degnay Nayroobi 8-dii subaxnimo ee Maarso 31-keedii. Tallaabada xigta waxa ay ahayd in aan u socdaalo Gaarisa si aan u soo qaado Xamiid. Maadaama Xamiid uu joogay Gaarisa oo uusan joogin Nayroobi, waxa aan diyaarad u raacay Gaarisa keligay, waxa aana hooyaday uga soo tagay hotel Nayroobi ku yaalla oo ay igu sii sugaysay (Madina Mall).

2:00 duhurnimo ayaan u duulay Gaarisa, abbaaro 3dii galabnimo, ayaa waxaa garoonka Gaarisa kula kulmay Fardowsa, soddohday iyo dabcan Xamiid. Waxa ay ahayd isu imaatin qiiro leh, cajiibna ahaa, sababtoo aha markii isugu kaana dambeysay ee aan is aragno, waxa aan ku jirnay xaalad dabaaldeg, oo aan u dabbaaldegeynno dhalashada wiilkayga labaad ee Cammaar. Haddana, waxa aan kulannay anagoo ku sugan walaac, duruufna heyso Xamiid, iyada oo nolosha wiilkeena Xamiid ay ka lulato qarqar.

In kasta oo uu u muuqday mid daciif ah, haddana waa aan nafisay markaan arkay Xamiid. Markii aan arkay isaga oo nool waxa ay i siisay rejo, dhiirrigelin, iyo awood. Fardowsa aad ayay u qiiraysneeyd, sidii aan ka filayeyba, waxaase intaa dheeraa, ma aysan ka bixin umushii, waayo waxa ay umushay 3 usbuuc oo keli ka hor. In aan arko iyada oo xaaladdaas ku jirta ayaa i qalbi jebisay. Runtii waa aan la dareemay middaas iyada; wiilkeedii ayaa bukooday dhimashana qarka u saaran, wax ay u samayn kartaana aanay jirin oo uu ku caafimaado.

Ma jiro dareen waalid oo ka xun kana liita in aadan caawin karin ilmahaaga. Waxa aan si sax ah u fahmay sida ay dareemayso, laakiin waxa ay ahayd in aan muujiyo ad'adayg si aanan u sii niyadjebinin iyada iyo wiilkaba. Abbaaro 4-tii galabnimo, waxa aan aniga, Xamiid iyo sodohday ka soo duulnay garoonka diyaaradaha ee Gaarisa oo aan ka soo degnay (Wilson Airport) Nayroobi halkaas oo aanu ugu nimid 5pm galabnimo hooyaday oo nasii sugeysay.

Waxa aan u soo dhaqaaqnay dhankaa iyo garoonka Jomo Kenyatta International Airport (JKIA) si aan ugu ambabaxno magaalada Oslo ee dalka Norway 8dii fiidnimo. Balse markii aan gaadhnay garoonka ayaa waxa aan la kulannay hakad yar oo soo gaabin gaadhay qorshihii aan dib ugu laaban lahayn Norway habeenkaas. Waxaa naloo diiday in aan diyaaradda la raacno Xamiid maadaama uu aad daciif u ahaa hadana u lahaa qandho aad u daran. Kalkaalisada gegida dayuuradaha iyo inaadeerkay, Mudane Cabdicasiis Dubaat Haret ayaa u yimid Xamiid, iyaga oo eegaya xaaladdiisa, ugu dambayntii, waxaa nala siiyay ogolaansho aannu diyaaradda ku korno, waxa aanan u mahadnaqay kalkaalisada garoonka iyo inaadeerkay Cabdicasiis. Runtii aad iyo aad ayaan ugu mahadnaqayaa Cabdicasiis oo garabkeyga joogay waqtigaas adag. Dabadeed waxa aanu raacnay diyaaraddii waxa aanu u duulnay magaalada Oslo ee dalka Norway.

Duulimaadkayagii dib ugu soo laabashada Norway na waxa uu bilaabmay 11pm fiidnimo. Ma xasuusan karo wax badan oo ku saabsan duulimaadkaas, marka laga reebo in aan rabay in aan hubiyo in Xamiid uu xasilloon yahay intii suurtagal ah inta aan ku jirno safarka. Markii aan gudaha u galay diyaaradda, waa aan nastay markaan arkay Xamiid oo ahayn mid u il daran sidii maalintii hore. Waxoogaa waa uu fiicnaaday, waxaana Allaah ugu mahad naqayaa inaannu haysannay Paracetamol oo aannu siinaynay 4tii saacadoodba mar. Qandho wey heysay, laakiin Alle mahaddii ma aysan ka sarreyn 39°C oo ma liidanin.

Si kastaba ha ahaatee, ma ahayn mid u ciyaarahaya sidii caadiga ahayd. Weli ma uusan ahayn mid wax cunahaya, mana u ciyaarayn sidii ilmo caadi ah. Waa uu naxsanaa sababtoo ah, waxaa markii ugu horreysay noloshiisa laga soo kaxeeyay hooyadii. Waxa uu ahaa mid aad ula qabsaday la-joogisteeda. Waayo iima baran aniga si fiican, oo waxa aan ku noolaa oo ka shaqayn jiray Norway, sidaas darteed, la qabsiga agteyda oo aan ahayn agjooga hooyadiis walaac badan oo kala fogaansho ah ayay ku abuurtay. Xanuunka iyo qandhada ayaa sidoo kale ku cuslaa oo saameyn ku yeeshay dareenkiisa, oo ay u dheertahay calooshiisa oo aad u dibirsanayd, taas oo ka dhigaysay mid ka qaadday nafiskii iyo raaxadii.

Markii aan eegay wejigiisa aan waxba galabsan oo aan arkay dhibta uu marayo, haddana uusan sheegan karin maadaama uusan u hadal baran si fiican weli, waxa aan go'aansaday in aan u qabto wax walba oo awoodayda ah maadaama aan aabbihiis ahay, hubiyana si buuxda inuu uga bogsado xanuunka Kansarka. Cudurkan naxariista daran leh oggolaan maynno in uu naga guuleysto. Runtii, ma aanan rabin in aan quusto dagaal la'aan. Waqtiyada adag ma raagaan, dadka adag ayaa raaga. Waxa aan si wadajir ah uga gudbi doonaa duufaanta. Waana xaqiijin taas, Eebbe idamkiis.

****

Waa cajiib! Waxa ay ahayd maalin walaac iyo walbahaar nagu beertay. Waxa ay u ekaatay filin, weliba mid aad u xun. Filin cabsi daran leh.

Waxa aan Kenya joognay wax ka yar 16 saacadood!

Garan mahayo halka aan xooga iyo tamar ka helnay, laakiin annaga oo kaashanaynna Eebe weyne iyo Fardowsa iyo hooyadeed, waxa aan ku guuleysannay in aan wax walba isku dubbaridno annaga oo aan la kulmin caqabad weyn. In aan arrimahaas oo dhan ku dhammeyno in ka yar hal maalin, uduulista Kenya iyo kusoo noqoshada Norway, anoo wata hooyaday iyo Xamiid, isla maalin gudaheed, ma ahayn wax fudud.

Weli waxa aan ka tacajabaa wixii aannu samaynnay maalintaas. Runtii waxaa marag-ma-doonto ah awoodda maskaxda iyo waxa uu aadamuhu qaban karo marka aynu wax go'aansanno. Xaqiiqdii, waxa aan samayn karnaa wax kasta oo aan maskaxdeenna gelinno in aan samaynno. In kasta oo aanan odhan karaynin waxa ay ahayd maalin fudud. Haddana waa xaqiiq oo waxa ay ahayd maalin howsheeda wadata.Dareenkannaga maalintaas oo dhan ayaa kor u kacsanaa. Fardowsa waxa ay ahayd mid burbursan dareen ahaan. Waxa ay ahayd mid ku sugan murugo iyo welwel maadaama ay kala fogaadeen wiilkeeda Xamiid oo xanuunsan, markii ugu horreysay tan iyo dhalashadiisii oo ay u oggolaatay inuu dalka ka baxo, iyada oo aan la soconin, ahaydna arrintii ugu adkeyd ee ay soo marto.

Welwelka iyo kala fogaanshaha ayaa ahaa mid dhab ah, waxa ayna si hagar la'aan ah Fardowso iigu oggolaatay in aan Norway geeyo Xamiid, sababtoo ah waxa aan dhammaanteen isku raacnay in Norway ay tahay halka ugu habboon, uguna macquulsan ee caafimaadkiisa lagula tacaali karo xilligan xaadirka aha, laakiin go'aan kaas ma fududeyn in aan qaadanno.

Xamiiid isna aad ayuu u ooyay markii ay hooyadii kala tagayeen, sababtoo ah noloshiisii oo dhan marna kama uusan fogaan iyada.

Aad ayay iigu adkeyd in aan arko murugadooda, oo iskama indho tiri karin. Fardowsa iyo Cammaar uma suurtagelin in ay noola safraan Norway, maadaama Farsowsa aysan markaas heysan dal-ku-gal, Cammaar-na mardhaw ayuu dhashay sidaas darteed ma uusan haysan baasaboor. Nasiib wanaag, Xamiid waxa uu haystay baasaboor, kaas oo dhacayay laba bilood oo keliya ka dib, bishii June 2019.

Waxa aan ka fekeraa sida ay xaaladdu noqon lahayd haddii Baasaboor uuna haysan lahayn Xamiid. U-safridda Norway si degdeg ah xilligan kooban, dukumeenti la'aan, waxa ay ahaan lahayd wax aan macquul ahayn, waxa ayna ka dhigan tahay in aanan awoodeen in aan sii qaado Xamiid oo uu iila safro Norway si aan usoo daweyno, yaa garan kara waxa ay taasi uga dhignaan lahayd xaaladdiisa degdegga ah ee sii xumaanaysa.

Runtii waxa aan Eebbe uga mahadnaqayaa in aan u samaynnay baasaboorka waxyar ka dib dhalashadiisii, bil iyo badh ka dib markii uu dhashay. Haddii aanan baasaboor u qaadi lahayna, aad bay iigu adkaan lahayd in aan Norway degdeg u geeyo.

Eebbe ayaa i haleeshiiyay in aan u sameeyo Xamiid baasaboorka, illeen isagu waa uu garanayaa in maalin uun aan si degdeg ah ugu baahan doonnee.

Cutubka 2aad:
Dhib dheef ayaa ka danbaysa

"Marka ay jirto xasillooni darro iyo kansha la'aan, waxa aad Joogteysaa Xasilloonida gudahaaga." — Deepak Chopra

2

Abriil 1, 2019.

Waxa ay ahayd 2pm galabnimo.

Xamiid, hooyaday iyo aniga waxa aan ka degnay Airport-ka Oslo, Norway.

Annaga oo aan ogayn, in halkan u noqon doonto Xamiid hoy labada sano ee soo socota noloshiisa.

Annaga oo aan wax waqti ah lumin, haddana nasannin, waxna cunin, waxa aan si toos ah Xamiid ugu qaadnay Isbitaalka-degdegga ah ee ku yaal bartamaha magaalada Oslo, oo sidoo kale loo yaqaan Legevakten.

Nasiib wanaag, waxa aan watay dhammaan baaritaannadii Kenya loogu sameeyay Xamiid, waqtina ma aysan iska lumin oo waxa ay waceen Waaxda Gurmadka Kansarka Carruurta ee isbitaalka ugu weyn Norway, Rikshospitalet. Waxa ayna noo gudbiyeen Rikshospitalet, maadaama uu ahaa cisbitaal u qalabaysan daaweynta Kansarka, sidaa awgeed Xamiid waxa uu fursad weyn u heystay in daawayntiisa lagu guulaysto.

Dhanka kale, waxa ay sidoo kale qaadeen fartiisa dhiig yar waxa aana joognay Legevakten 30-40 daqiiqo.

Qiyaastii 1 saac ka dib imaatinkanagii Legevakten, waa aan dhaqaaqnay. Haddana mar kale.

Markan, waxaannu ambalaas u qaadannay Waaxda Gurmadka Kansarka Carruurta ee Rikshospitalet, oo qiyaastii 15 daqiiqo u jirta Legevakten. Laba kalkaaliye ayaa diyaar u ahaa inay na qaabilaan markii aan nimid Rikshospitalet.

Kalkaalisooyinku waxa ay nagu sugayeen goobta baabuurta la dhigto, isla markii aan nimid, waxa ay Xamiid geeyeen sariir taala qolka 3063 qaybta caruurta ee Rikshospitalet oo naloo sii diyaariyey.

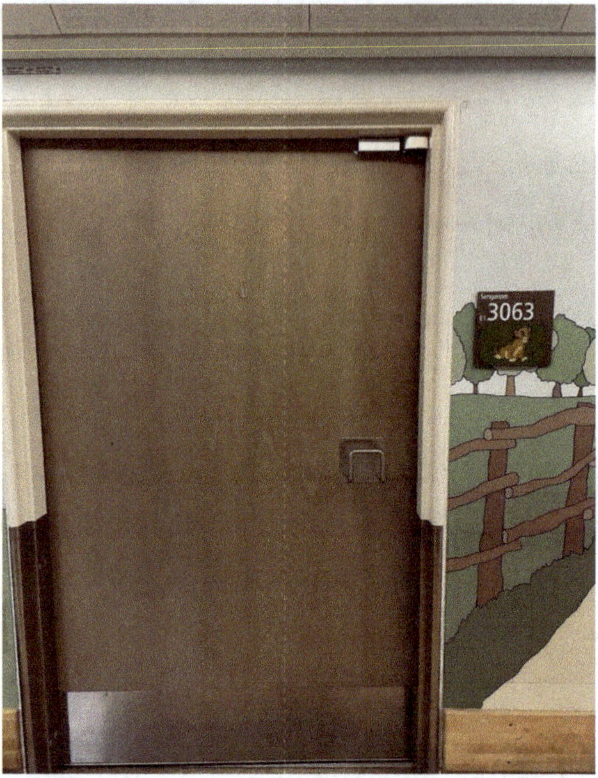

Jaantus 5: Qolkii aan ka dagneyn Rikshospitalet, halkaas oo aan ku qaadanay inta badan wakhtigayagii isbitaalka[2].

Aad ayaan uga helay daryeelka iyo dareenka ay shaqaalaha Rikshospitalet noo muujiyeen, gaar ahaan duruufta degdegga ah ee aan ku jiray iyo sida aan ugu baahnayn caawin.

---

2 Sawir qaade Jasmin.

Si wanaagsan ayay noola dhaqmeen intii aan ku jirnay isbitaalka oo dhan, iyaga oo aan weligood na arag heystayna keli ah xog yar oo ay ka heleen Legevakta.

Halkaa marka ay marayso Xamiid xaaladdiisu waa ay degganayd, inkasta oo uu qandho badan qabay, tamartuna weli ay ku yarayd. Dhakhaatiirtu waxa ay ii sheegeen in aan naftiisa badbaadiyay, maadaama aan si dhakhso ah u geeyay isbitaal iyo weliba in fursadda uu ku badbaadi karo ay badan tahay, mar haddii xilli hore la ogaaday xanuunka lana bilaabay daweyntiisa.

Waxa aan Ilaahay uga mahadcelinayaa in uu na waafajiyay tallaabooyinka degdegga ah ee aan ku badbaadinnay curadkayga.

Waxa ay ahayd duufaan-hawleed, wadatana isbedbedallo dareen. Laakiin nolosha Xamiid waxa ay ahayd mid u qalanta in la geliyo dedaalkaas.

Aad ayay ugu qalantay.

****

Rikshospitalet, haddana waxaa nalagu wargeliyay, warbixin na gilgishay.

Dhakhaatiirtu waxa ay noo xaqiijiyeen inuu runtii xanuunka Xamiid Kansar yahay. Si kastaba ha ahaatee, aysanse ahayn buradu Wilms Tumour sidii na loogu sheegay markii hore Gaarisa.

"Iyaaa....?! Maxaad tiri?!"

Dhagahayga waa ay rumaysan waayeen. Waxa ay igu noqotay naxdin iyo anfariir aan qaadan waayay. Iyaga oo ku saleynaya baadhitaannada iyo tijaabooyinka ay qaadeen Rikshospitalet, waxa ay ogaadeen in xanuunku yahay Kansar kelyaha la xidhiidha, sida burada Wilms Tumour kale, laakiinse ahayn burada Wilms Tumour.

Xamiid waxa uu qabaa Neuroblastoma (waxaa lagu sheegay).

N-E-U-R-O-B-L-A-S-T-O-M-A.

"Neuro-maxay...?"

Waxa aan qaadan waayay, lama filaan iyo af-kala-qaadna igu noqday waxa dhegahaygu ay maqleen. Weligey maan maqlin wax ku saabsan, oo runtii waqti adag ayaan kala kulmay ku dhawaaqistsa erayga. Waxa keliya ee aan ogahay ayaa ahaa in eraygu u muuqday mid cabsi badan leh, aniguna hubaashii ma rabin in wiilkayga qaaliga aha ku dhaco xanuunkaas.

Haddana, waa aan degay oo nafisay maadaama aan ogaaday xanuunka saxda ah. Waxa aan isweyddiiyay, ka warran haddii xanuun khaldan lagaga daweyn lahaa Kenya. Maxaa dhici lahaa haddii aan bilaabi lahayn daaweynta Kansar aan kii uu qabay ahayn?!

Waxa aan ka fikiray sida dhakhaatiirtii Kenya ay ugu khaldameen helidda cudurka saxda ah, halka Norway ay si degdeg ah u awoodeen inay helaan xanuunka saxda ah ee wiilkeygu la xanuunsanayo.

Ilaahay ayaa og waxa dhici kari lahaa!?

Waxa aan dareemay muhiimadda ay leedahay helidda xanuunka saxda ah iyo daaweynteeda. Waxa ay noqon kartaa farqiga u dhexeeya nolol iyo geeri.

Waa xaqiiq.

Taasi waa markii ay ii soo baxday sida aan runtii u sameeyay go'aan sax ah oo ah in Xamiid lagu daweeyo Norway, halkii lagu daweeyn lahaa Kenya.

Waxa aan qiyaasay ama isweeyddiiyay, maxaa kale oo dhici lahaa haddii Kenya lagu daaweyn lahaa iyo waxa ay taasi uga dhigan tahay fursadda Xamiid ku badbaadi lahaa. Nasiib wanaag, taasi waxa ay ahayd wax aanan u baahnayn in aan ka fikiro. Wiilkayga hadda waa la xaqiijiyay inuu qabo Neuroblastoma, ogaanshaha xanuunka saxda ah ayaa waxa ay tahay tallaabadii ugu horreysay ee jihada saxda ah ee daaweynta Xamiid. Markii ay ii sheegeen magaca Kansarka, ma aan garanayn waxa uu yahay. Haddase, waxa aan ka mid ahay ragga ugu aqoonta badan Neuroblastoma!, waloow aanan dhakhtar ahayn.

Kaftan ma aha!

Maadaama aan si dhow ula falgalay xanuunkan, ayaa keentay in aan khabiir ku noqdo mawduuca xanuunkan. Si aan kuu siiyo dulmar yar oo ku saabsan xanuunka[3], Neuroblastoma asal ahaan waa nooc Kansar ah oo ka farcama unugyada neerfayoowga ee aan qaangaarin ee loo yaqaanno neuroblasts. Badanaa waxa uu ku dhacaa dhallaanka yaryar, waxa uu sidoo kale ku dhici karaa dhallinyarada iyo dadka waaweyn marar dhif ah. Jaantuska 6: Waxa uu muujinayaa Asalka Neuroblastoma iyo korriinkiisa, sidoo kale farqiqa u dhexeeya Neuroblastoma iyo Wilms Tumour.

---

3 The information provided in this book was obtained from many sources. These have been acknowledged in various instances in this book. For further reading, see additional information on these in the Bibliography section at the end of the book.

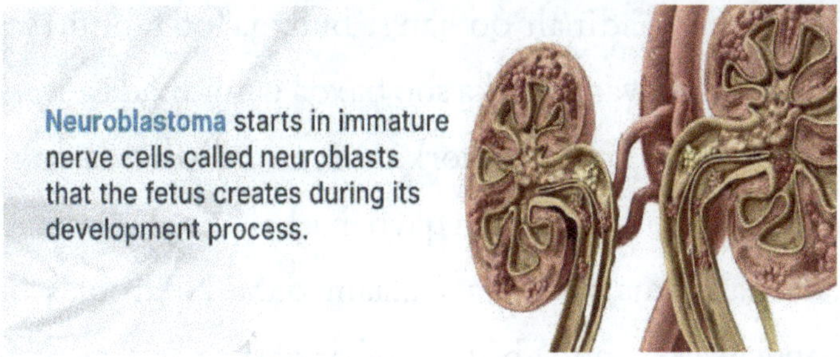

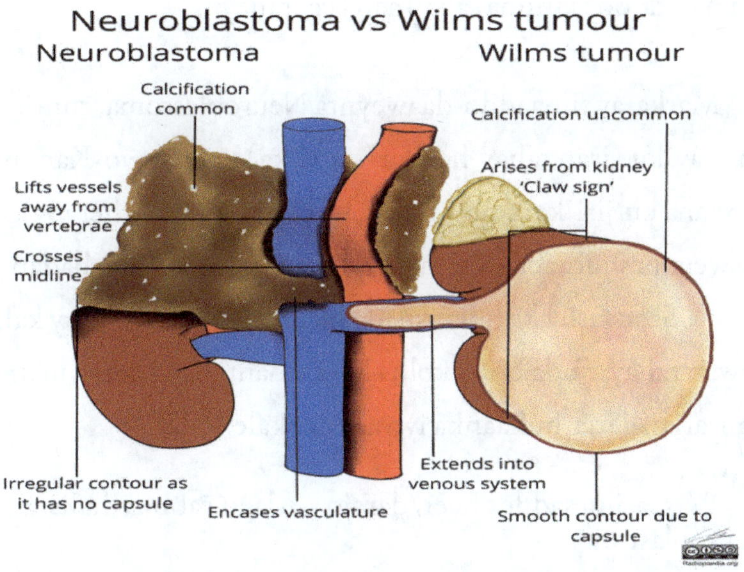

Jaantuska 6: Asalka Neuroblastoma iyo korriinkiisa, sidoo kale Farqiqa u dhaxeeya Neuroblastoma iyo Wilms Tumour[4].

4 Sources: *Top image*: marijuanadoctors.com/conditions/neuroblastoma/
Bottom image: https://radiopaedia.org/cases/93906/studies/112434?lang=us&referrer=%2Farticles%2Fneuroblastoma-vs-wilms-tumour-1%3Flang%3Dus%23image_list_item_56149591

Waa Kansar naadir ah oo aan si buuxda loo fahmin waxa keena[5]. Inta badan waa buro ka soo baxda qanjidhada adrenal glands, kuwaas oo ku yaalla korka sare ee kelyaha, laakiin sidoo kale waxa ay ka soo bixi karaan qaybaha kale ee jirka sida laabta, qoorta, miskaha ama caloosha. Calaamadaha Neuroblastoma inta badan waxaa ka mid ah daal, tabar-yari, buro ama barar caloosha, laabta, qoorta, ama miskaha, lafo xanuun, iyo miisaanka oo isdhima sabab aan la garanayn.

Marka ay timaaddo daaweynta Neuroblastoma, runtii waxa ay ku xiran tahay heerka (stage-ka) uu marayo Kansarka, waxaana ku jiri kara qaliin, kiimoterabi (Chemotherapy), daaweynta shucaaca (Radiation), iyo noocya kale oo badan.

Saadaasha ka bogsashada Neuroblastoma waa ay kala duwan tahay, iyada oo ay kolba ku xidhantahay heerka uu marayo Kansarka, da'da bukaanka iyo arrimo kale.

Waxaa jira saddex heer/darajo oo lagu cabbiro halista Neuroblastoma:

- Khatarta hoose
- Dhexdhexaad
- Khatarta sare

5 https://www.cancer.org/cancer/types/neuroblastoma/treating/by-risk-group.html#:~:text=Children%20at%20low%20risk%20usually,go%20away%20on%20their%20own

Xamiid waxa uu qabay Neuroblastoma midkiisa khatarta sare leh, sidaas darteedna waxa ay ahayd in la maro hab-daweynta aadka u daran iyo habka horumarsan ee daaweynta Neuroblastoma oo ka kooban kemotherabi, qaliin, iyo daaweynta shucaaca (MIBG radiotherapy).

Ka dib markii aan cilmibaaris ku sameeyay cudurka, waxa aan hadda fahmay in sababta Xamiid uu dhiigga uga dhammaanayay maalmihii Gaarisa uu joogay ay tahay iyada oo dhiiggu isku aruurinayay qanjidhka sare ee kellida bidix korkeeda aha oo ay yeelatay muuqaal kuus ah, oo runtii aha meesha Burada Neuroblastoma ka bilaabatay (Adrenalin gland).

Dhiig-yarida, cunta xumida, tabar yarida, iyo hoos-udhicii miisaanka ayaa dhammaantood lahaa magaca - *Neuroblastoma.*

Waa ay igu adkeyd in aan fahmo dhammaan macluumaadkan cusub, gaar ahaan markii aan aqbalay in Xamiid uu qabo burada Wilms tumor oo aan ku sameeyay cilmibaaris badan, isku dayayna in aan ogaado oo aan naftayda u barto cudurka. Hadda, waa in aan maskaxdayda dib uga tiraa Wilms Tumour inuu qabo wiilkayga. Waxa aan dareemay in aan jahwareeray, duufaan aan filayn oo rogrogis iyo filanwaa igu noqotayna i haleeshay oo aanan iska filayn inay igu dhici karto miliyan sano oo soo socda xitaa.

Waan daalay.

Waxa aan hadda ka imid hawlgal samatabixin ah, oo aan wax ka yar 48 saacadood kaga socdaalay Norway, ku aaday Kenya, kuna soo laabtay Norway, oo xataa maan seexan hal ilbidhiqsi.

Waa aan daal dhaafay, oo maskaxda ayaa i qalashay.

Si kastaba ha ahaatee, ma haynin waqti aan lumiyo. Ma jirin waqti aan fikir u fadhiisto oo naftayda ka fikiro. Xamiid waa in loo wareejiyo Rikshospitalet, halkaas oo uu ka heli doono daaweynta ugu fiican Neuroblastoma sida ugu dhakhsaha badan.

****

Xamiid waxaa loo qorsheeyay inuu bilaabo kiimoterabiga laba maalmood ka dib markii uu yimid Norway, Abriil 3. Sidoo kale dhowrka bilood ee soo socda, waxa uu Rikshospitalet ku qaadan doonaa noocyo daweyn oo kala duwan, oo ay ku jiraan qaliin, shucaac iyo immunotherapy (caawinta difaaca jidhka).

Waxa uu ku jiray dagaalkii ugu adkaa abid noloshiisa. Inta lagu gudo jiray daweynta, wax badan ayaa udhacayay si maalinle ah. Haddii aan dhaho waxa ay ahayd xilli jahwareer, waa sida ugu fudud ee aan ku qeexi karo.

Waxa ay ahayd dabayl duufaan wadata.

Waxa ay ahayd xilli aan naftayda u diyaariyay in aan awood u yeelo ruuxdeyda si aan u xannaaneeyo Xamiid muddo dheer sida ugu wanaagsan ee suurtagalka ah. Anigu hooyaday ayaan kula noolaa Norway, sidaa darteed wax badan ugama aan baahneyn xagga nolosha, haday tahay dhanka deegaanka aan ku noolaa ama agabka guriga. Haddase, waxa ay ahayd in aan xannaaneeyo ilmo xanuunsanaya, sidoo kale xaaskayga iyo wiilkayga labaad oo labadooduba noogu iman doona Oslo, Norway mar dhow.

Waxa aan ku qasbanaaday in aan u soo iibiyo baabuur iyo kuraas-baabuur labadayda wiil, sidoo kale aan kireeyo guri ku filan qoyskeyga yar, talaajad, mashiinka dharka lagu dhaqo, alaabta guriga, gogosha, maacuunta iyo waxyaabo kaloo badan. Taas waxaa barbar socday, oo aan si joogta aha uga shaqaynayay sidii fiisaha Fardowsa ugu soo bixi lahaa si dhaqso ah, taas oo waqti dheer ku qaadata, gaar ahaan qofka Kenyanka aha. Inta ay hawshani socotaay, waxa ay ahayd in aan ku bixiyo 3300 Norwegian Kroner (350 US dollars) Safaaradda si aan u qaadno DNA-ga (Hidde-sidaha) si aan u xaqiijiyo in Cammaar yahay dhab ahaantii ilmahayga. Natiijadii waxa ay timid badhtamihii bishii Abriil 2019, Fardowsana ugu dambayntii waxa ay heshay fiisaheeda isla Abriil 23keedii. Fardowsa sidoo kale waxa ayku qasbanayd inay Cammaar u dalabto baasaboor Norwegian aha, sidoo kale iyadana ay codsato fiisaha mideynta qoyska (Family reunion). Waxa ay ahayd in ay ka codsato fiisaha mideynta qoyska safaarada Norway ee Nayroobi ka hor inta aysan Norway soo galin, sababtoo ah waxa ay haysatay dal-ku-gal 90-maalmood oo keli ah.

Haddii kale, waxa ay ku qasbanaan lahayd inay Norway ka baxdo oo ay dalbato fiisaha isu-keenidda qoyska ka dib markay Norway joogto 90 maalmood. Marka, waxa ay ku qasbanaatay inay Nayroobi sii joogto muddo dheer kadib markay heshay fiisaha 90ka maalmood iyo Baasaboorka Cammaar. Aniga oo wakiil ka ah ayaan online uga codsaday, wax walba oo kharash ahna waa aan ka bixiyay, ka dibna waxa aygeysay dukumeentiyadii saxiixnaa safaaradda Norway ee Nayroobi. Markaas ayay ahayd markii ay u suurtagashay in ay Norway u safarto.

Waxa aan u mahadcelinayaa in safaaradda Norway ay si weyn gacan uga geysatay howshaas oo dhan, waanan u mahadcelinayaa ilaa maantadan la joogo dhammaantood shaqaalaha safaarada, kaalmada ay i siiyeen ee ah ka shaqaynta dukumentiga xaaskeyga iyo wiilkayga ay ku safri lahaayeen.

Waxa aan sidoo kale si gaar ah u xusayaa Lene Bjørgan, oo ah shaqaale dhanka bulshada, kana tirsan rugta caafimaadka carruurta iyo dhallinyarada ee isbitaalka Rikshospitalet. Waxa ay ahayd qofkii iga caawisay in aan la xiriiro safaaradda Nayroobi si aan uga baaraandego warqadaha safarka ee Fardowsa iyo Cammaar u baahnaayeen. Waxa aan sidoo kale xusayaa saaxiibkay Mudane Cabdifitaax Cabbaas oo ku sugnaa Nayroobi oo Fardowsa iyo Cammaar ka caawin jiray sidii ay u heli lahaayeen warqadaha ay Nayroobi uga baahan yihiin, sidoo kalena geyn jiray safaaradda. 12kii Abriil, Lene waxa ay qortay warqad ay ku sharraxayso baahida degdegga ah ee Xamiid hooyadiis loo qabo in ay timaaddo Norway, iyada oo la eegayo baaxadda xanuunka Xamiid. Waxa aan warqadda u diray safaaradda Norway ee Kenya, waxa ayna warqaddan si dhab ah u caawisay in si degdeg ah loola socdo hannaanka codsiga fiisaha Fardowsa iyo baasaboorka Cammaar Isla mar ahaantaana loo dedejiyo.

Waxa aan la tacaalayay oo aan qaban-qaabinayay arrinkan intii u dhexaysay horraantii Abriil iyo dhammaadkii May 2019, xilligaas oo xaaskayga iyo wiilkeyga labaad ay u soo socdeen Norway.

Isla mar ahaantaana, daaweynta kiimikada (chemotherapy) ee Xamiid waxa ay bilaabatay 3dii Abriil. Sidoo kalena, dhakhaatiirtu waxa aysi joogto ah oo dhow ula socdee baaritaanka dhiigga Xamiid, sidoo kale CT scans, ultrasound, MRI's, miBG scans iyo baaritaanka PET scanka (Jaantuska 7).

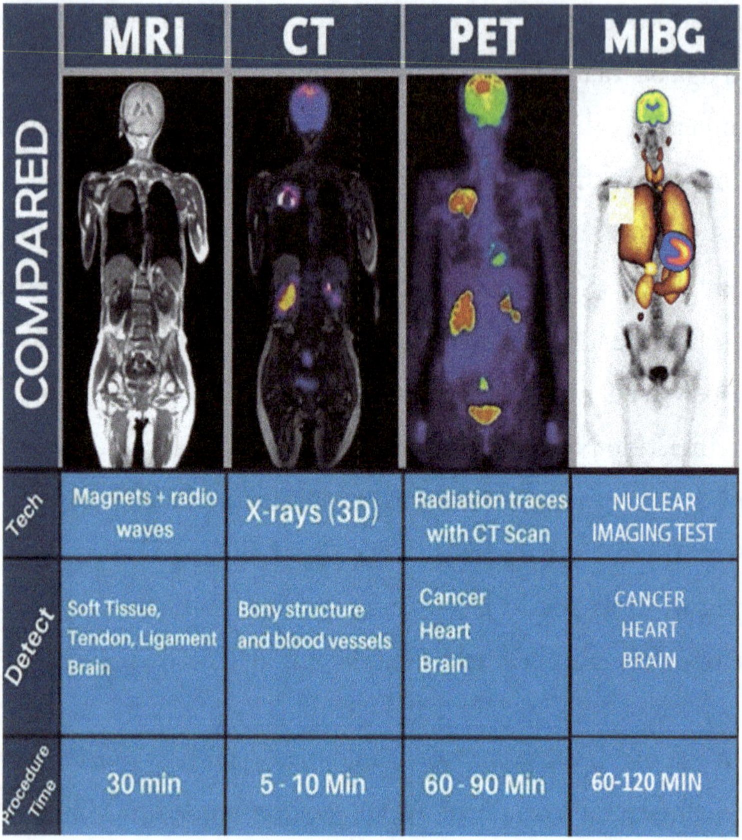

Figure 7: CT scans, MRI's, MiBG scans, PET scans[6].

Ma jirin wakhti lagu nasto.

Waxaa sidoo kale mudan in aan xuso, mid kamida caqabaddaha ugu weynaa ee Muddadii isla-qabsashada aniga iyo Xamiid. Xaqiiqdii aniga iyo Xamiid waxa

6 Image source: https://bookmerilab.com/tests/ct-scan/pet-ct-scan/

aan kala ahayn sidii laba qof oo shisheeye kala aha, midkana midka kale uma aqoon si fiican, dabci ahaan iyo dhaqan ahaan Marna ma aanaan isu helin wakhti aan isku baranno sida aabbe iyo wiilkiis.

Sababtoo aha, maadaama aan Norway ka soo shaqeeynayay, Xamiid waxa uu noloshiisa oo dhan labadii sano ee uu noolaa kula qaatay Gaarisa hooyadii. Waxa uu ahaa keliya mid yaqaan hooyadii si fiican, qaraabada xaaskayga, iyo bulshada Gaarisa.

Weligiis ilama noolaan wax ka badan dhawr bilood, oo markasta oo aan Gaarisa ku noqdo si aan u soo booqdo, waxa aad moodaysay in aan mar kale is baranaynno, waxaana sababaysay wakhtiyada aannu kala fogayn, iyo xusuusta gaaban ee uu ilmaha yar leeyahay.

Haddase, waxaa u dheer xanuunka haya, sidoo kale waxa uu waayay dhammaan dadkii uu yaqaan, oo ay ku jirto hooyadiis.

Markii ugu horraysay abid.

Waxa uu la kulmay aabbihii oo booska hooyadii u beddalay, dad cusub, dal cusub, dhaqan cusub, luuqad cusub, cimilo cusub iyo socdaal joogto ah oo marna guriga marna cisbitaalka la geeyo.

Waxa ay ahayd howl adduun!

Waxa ay ahayd xilli uu jiro jahwareer culus, gaar ahaan ku culus ilma yar oo xanuusan.

Dabcan Xamiid waa ilmo.

In lala tacaalo xanuun iyo jahawareer intaas la eg ayaa u baahan adkeysi, oo xataa dhuldhigi karta ragga kiisa ugu xoogga badan. Waxa aan mararka qaarkood eegi jiray wejigiisa aan waxba galabsan, kana qaadi jiray qalbi-jab. Waa ilma yar oo saafi ah, oo la tacaalaya xanuun aad u badan oo aanu u qalmin in uu maro innaba, haba yaraatee.

Waa ay igu adkeyd in aan arko xanuunka la marinayo anoo aabbihiis ah.

Waxa aan hubaa in ay aad ugu adkayd in maskaxdiisa yari ay cabbirto wax kasta oo uu marayay, laakinse uusan lahayn luuqad iyo erayo uu ku muujiyo dhammaan dhibaatada uu marayo. Waxa aan si qotodheer ugu fiirsaday sida ay ugu adag tahay la-qabsiga jewigan cusub, weliba isaga oo da'a yar oo uu si lama filaan ah uga soo tagay hooyadii uu jeclaa iyo dadkii keliya ee uu yaqaannay, lana keeno waddan cusub, oo leh dad cusub, cimilo cusub, iyo daawo joogto ugu socota.

Neuroblastoma ayaa kala dhantaalay nolosha keliya ee uu yaqaannay.

Waxa ayna ahayd shaqadayda in aan hubiyo in uu si fudud uga gudbo marxaladdan noloshiisii, sidoo kalena aan hubiyo in uu welwel la'aan uga tallaabo caqabadan intii suurtagal ah.

Shaqadaydii waa aan iska joojiyay.

Waxa ay ahayd in aan hubiyo in Xamiid uu igu qanacsan yahay intii suurtagal ah, maadaama aan noqday daryeelihiisa cusub, sidoo kalena aan hubiyo ku noolaanshaha waddanka cusub ee uu yimid, gebi ahaanna inuu la qabsado xaqiiqadiisa cusub ee ah inuu si joogto ah ugu jiro daaweyn caafimaad.

Xilliggan xasaasiga ah, waxaa ii yaallay howlo badan iyo mas'uuliyado badan, sida isbitaalka oo lagu noqnoqdo, dejinta reerka, ka-shaqaynta fiisada iyo baasaboorka.

Had iyo jeer waaxaan garab taagnaa Xamiid markasta oo isbitaalka la seexiyo, waxaana mahad iska leh hooyaday Dalxidh oo mar walba ii ahayd wehel xilligii cisbitaalka, gaar ahaan bilawgii inta aysan iman Fardowsa waddanka Norway.

Mid ka mid ah caqabadihii iigu adkaa waxaa ka mid ahaa siinta daryeel dhamaystiran Xamiid markii aanu isbitaalka ku jirin.

Ilaa hadda, weligay noloshayda ma daryeelin ilmo, sidaas darteed waxa jira waxyaabo badan oo ay tahay in aan barto. Tani waa sababta hooyaday ay had iyo jeer ii la joogto isbitaalka, oo ay ii siinaysay garab, garab aan aad ugu baahnaa.

Ka-bedelida xafaayadda. U-qubayntiisa. U-cadayasiintiisa. Isaga oo lala ciyaaro. Koolkoolintiisa iyo kor u xambaaristiisa iyo in la seexiyo.

Intaasba aniga waa ay igu cusbaayeen.

Xanaaneynta ubad, weliba xanuunsan, waa mid ka mid ah shaqooyinka ugu adag ee uu qof weligii qaban karo, gaar ahaan ninka ragga ah ee aan u baran shaqada guriga, waloow aan wax ka baran jiray xaaskeyga markii aan booqdo Gaarisa.

Eebbe ha fududeeyo e, waxa ay ahayd shaqo aad u adag, oo aad uga adag shaqadayda caadiga ahayd. Waxa aan ku qasbanaaday in aan fasax ka qaato shaqadayda sababtoo ah ma jirin si aan ku suurtogalin karo in aan wada qabto shaqadayda caadiga ahayd iyo daryeelidda Xamiid.

Eebbe mahaddii, goobta shaqadayda iyo Hay'adda shaqaalaha iyo daryeelka Norway (NAV) aad bay ii taageereen muddadan, iina oggolaadeen in aan qaato fasax mushahar leh, si aan si buuxda u daryeelo wiilkayga xanuunsan aniga oo aan ka welweleynin bixinta biilasha, taas oo noqon lahayd walaac daran inta aan ku gudo jiro wakhtigan xanuunka badan.

Waxaa xusid iyo ammaanba mudan Hay'adda shaqaalaha iyo daryeelka Norway (NAV) inay ku baraarugaan daryeelaanna xuquuqda shaqaalaha. Waa wax ku-dayasho mudan, lagana baran karo oo lagu dhaqmi karo, gaar ahaan dalalka kale ee "nidaamka daryeelka bulshada" uusan si dhab ah u shaqayn.

Norway, daryeelka caafimaadku waa lacag la'aan, qofkuna waxa uu xaq u leeyahay inuu taageero dhaqaale (Gunno) ka helo Hay'adda shaqaalaha iyo daryeelka Norway (NAV) haddii uu daryeelayo ilmo buka ama dhaawacmay. Dabcan, kolba waxa ay ku xiran tahay xaalladda ilmaha xanuunsan iyo xanuunka baaxadiisa. Xaaladda Xamiid waa la-tacaalidda xanuunka Kansarka, kaas oo loo aqoonsanyahay inuu yahay cudur aad halis u ah, runtiina ah.

Intaas ka hor, anigu gabi ahaanba kama warqabin xuquuqda aan Norway ku leeyahay marka ay timaaddo qofka daryeelaya ilma buka. Ma aqoonsanayn xaquuqdan ilaa ay dhakhaatiirtu ii soo jeediyaan xaqqa aan u leeyahay gunnada bukaanka.

Waxa ay i weyddiiyeen in aan shaqaynayey ugu yaraan 3 bilood ka hor inta aanu Xamiid xanuunsan, waxa aana ugu jawaabay "Haa". Ka dib, waxa ay iga codsadeen daabacaadda warqadihii cadaynayay 3dii bilood ee ugu dambeeyay ee mushaharkaygii, oo aan u daabacay. Waxa ay markaas si naxariis leh iiga caawiyeen buuxinta foom la yiraahdo *'Pleiepenger for Sykt Barn'* (oo loo turjumo soomaali ahaan, "kaalmada carruurta jiran / daryeelayaasha").

Qiyaastii hal usbuuc ama wax ku dhaw ka dib, waxa aan helay jawaab ah in aan heli doono lacag la mid ah celceliska mushaharka 3-dii bilood ee ugu dambeeyay bil walba. Intaa ka dib, waxa keliya ee la iga rabay in aan sameeyo waxa ay ahayd in aan buuxiyo foomka Pleiepenger for Sykt Barn 3dii biloodba mar ilaa Janaayo 2021, Sidoo kale in Xamiid heli doono kaalmo caawimaad inta uu ku jiro xanuunka.

Tani waxa ay ii ahayd gargaar dhaqaale oo aad u weyn, culeys badanna iga fududaysay, waxa aanan fursad u helay in aan si xor aha oo buuxda diiradda u saaro safarka soo-kabashada wiilkayga, halkii aan ka welweli lahaa bixinta biilashayda. Qoyskayga iyo asxaabteyda ayaa sidoo kale iga caawiyay inay fududeeyaan culeyska i saaran.

Keligay kuma ahayn safarkan.

Hooyaday iyo walaalahey dhamaantood midba si ayuu ii caawiyey. Waxa aan leeyahay 6 walaalo ah oo jooga Norway igana wada yar, waa 3 wiil iyo 3 gabdhood. Waxaana bogaadin mudan sida ay dhammaantood noogu yimaaddeen noona siiyeen taageero nooc kasta ah, taageero niyadeed, muruq iyo mid maskaxeed, taas oo caawisay qoyskayga, dejiseyna, awoodna i siisay aan ku wajaho caqabadaha xilligan xanuunka badan.

Markii aan ugu dambeyntii helay guri aan dejin karo reerka, baaritaan dheer ka dib, hooyaday iyo walaalahay ayaa iga caawiyay in ay soo iibiyaan alaabta guriga iyo dhammaan agabka guriga ee aadka loogu baahan yahay maadaama aan kaga tagi kari waayay Xamiid keligiis isbitaalka. Waan ku mahadinayaa dhammaan xubnaha qoyskayga, ma ahayn cidlo sida aan ahaan karay haddii aan qoyskeygu joogi lahayn waddanka Norway.

walaaladayda yaqaannay baabuur-wadista, sida walaalahay Ayaanle, Shaafi iyo Shukri waxa ay soo iibinayeen agabka guriga soona qaadayeen, halka walaalahay Faadumo, Tamaan, iyo Rooda ay gacan ka geysteen qurxinta, habaynta iyo diyaarinta guriga intaanay Fardowsa iyo Cammaar imanin Norway. Waxaa xusid mudan si gaar ah, in Rooda Xamiid ugu keentay hadyado cajiib ah oo tira badan isbitaalka, halka Faadumo iyo Tamaan ay aad uga qayb qaadanayeen diyaarinta guriga, karinta cuntada iyo keenidda cuntada xilligii isbitaalka aan ku jirnay.

Dhammaantood si joogto ah ayay ii soo booqan jireen, oo run ahaantii waxa ayguriga yga ka dhigeen mid farxad iyo dhoolacaddeeyn taalo. Xataa qoyskannaga balaadhan ee Kenya ku noolaa waxa ay ahaayeen kuwo bogaadin mudan taageerada ay ii muujiyeen. Dhinaca qoyska xaaskayga ayaa naxdin ku noqotay markii ay maqleen warkii naxdinta lahaa ee Xamiid. Aad bay isugu dhowaayeen Xamiid, oo waxa ay ahaayeen kuwii isaga u dhawaa intii uu daganaa Gaarisa, halkaas waxa aad ka qiyaasi kartaa naxdinta ay la kulmeen markii ay yaqiinsadeen si dhab ah inuu Norway u joogo daaweynta xanuunka Kansarka! Waxaa ku adkayd in ay la qabsadaan xaqiiqada ah in aanay maalin walba Xamiid arki karin sidii ay hore ugu barteen.

Dhammaantood waxa aynoo soo bandhigaan taageero balaadhan.

Waxa runtii i qiiro geliyay waa sida qoyskayga Kenya inbadan u soo wici jireen Xamiid iyaga oo u soo akhrinaya quraan si joogta ah, gaar ahaan Muscab oo ah walaalkaygii iga yaraa ee Kenya joogay oo soo qabanqaabiyay carruurtii deriska la ahaa kuwaas oo Qur'aanka usoo akhriyay Xamiid marar badan. Waa dareen damqasho leh oo taabanaya qalbigayga, had iyo jeerna ku abuura qalbigayga raynrayn. Marka laga soo tago taageerada qoyskayga ee Norway iyo Kenya, Shaqaalaha caafimaadka ee

Oslo waxa ayahaayeen kuwo cajiib ah. Intii lagu guda jiray wejiyada kala duwan ee daaweynta Xamiid uu marayay, waxa aanu taageero badan ka helnay dhakhaatiirta iyo kalkaaliyayaasha, gaar ahaan kuwa ku sugan Rikshospitalet iyo AHUS Hospital maadaama ay ahaayeen kuwa qabanqaabiya tallaabo kasta oo daaweynta ah, laga bilaabo kiimoterabiga ilaa iyo diyaarinta gaadiidka/taksiga loo raaco isbitaalka ama lagaga yimaaddo.

Weligay abaal ayaan u haynayaa iyaga oo idil.

Waxa aan sidoo kale taageero weyn ka helay qoyskayga ballaadhan ee Yurub jooga. Walaalaheyga waaweyn, gaar ahaan Mudane Bishaar, Mudane Ibraahim, Marwo Dahab dhammaan waa ay ii soo duceeyeen, waxaa kale oo waqti ay ku bixiyeen inay igu soo booqdaan Oslo muddadaas. Abtigay Cabdiwahaab iyo wiilkiisii Maxamed oo Yurub ku nool ayaa iyaguna na soo booqday. Tani runtii qalbigeyga aad ayay u diirisay mar haddii ay ka soo safreen waddamadoodii si ay u arkaan Xamiid iyo guud ahaan qoyska, noolana qaybsadaan murugada.

Deriskayga iyo saaxiibadayda ku nool Oslo waxa ay ahaayeen kuwo cajiib ah sidoo kale. Caruurtii uu dhalay Axmed Sanyare oo aan deris nahay oo ay walaalaheyga iga yarna saaxiibo ahaayeen, ayaa in badan soo booqday Xamiid si ay quraanka ugu akhriyaan. Si gaar ah waxa aan u xusi Cabdullaahi oo soo abaabulay walaalihiisa yaryar oo isbitaalka keenay in badan. Qur'aanka oo dhan ayey Xamiid ku akhriyeen waqtiyo kala duwan. Aad ayayna ii taabatay dareenkooda naxariista leh. kuma aysan ahayn wax waajib ah ama qasab ku ah, laakiin waxa ay doorteen inay nasoo booqdaan iyaga oo iskood isu diraya, taasina waxa ay i tustay sida dhabta ah ee ay u danaynayaan caafimaadka Xamiid.

Sidoo kale, Samatar oo ah saaxiibkay oo aan isla dhigannay Jaamacada Oslo Metropolitan University, ayaa isaguna ii iman jiray marmarka qaar isaga iyo reerkiisa.

Ogow hadda, ma ahayn sidii in aan dadka aniga wacayay oo aan u sheegayo in uu ilmo iga xanuunsanayo. Hasa yeeshee, warkii ayaa faafay, dadkuna waa ay maqleen, waa ay ila soo xidhiidhi jireen, iina muujin jireen hadallo dhiirigelin ah.

Tani waxa ay si dhab ah ii dareensiisay muhiimadda qoyska iyo saaxiibtinnimada dhabta ah. Saaxiibka dhabta aha waa midka markaad u baahan tahay ku garab taagan runtii!

Waxaa si aan lasoo koobi karin ugu mahad naqayaa cid kasta oo taageero ii muujisay, dhan kasta iyo si kastaba.

Si kastaba ha ahaatee, inkasta oo aan helay taageeradan oo dhan, haddana waxa aan si weyn ugu tiirsanaa nafsadeeyda oo qudha, gaar ahaan dhanka dareenka nafsiga ah, marka la joogo la tacaalidda ilma xanuunsan. Xanuunka iyo dareenka maskaxiyan aan dareemayay ayaa mararka qaarkood aha kuwa ay adag tahay in loo adkaysto.

Mid ka mid ah hiigsiga ugu weyn ee aan lahaa ayaa waxa uu ahaa in aan la yeesho Xamiid xidhiidh adag, aniga oo arkaya xadhiidhka yar ee dhexdeenna yaalla ilaa hadda. Sidaas daraadeed, yoolkayga koowaad waxa uu ahaa in aan ku guuleysto kalsoonidiisa 100%.

Xidhiidhka labadeenna ayaa biloowgii ahaa mid ay ka muuqato isfahan la'aan badan, taas oo ahayd mid caqabadeeda wadata. Aad ayay u adkeyd sababtoo ah waxa uu aad ugu xiisay hooyadii oo inbadan ayuu u ooyi jiray iyada. Barashada sida loo dhiso xiriirka u dhexeeya isaga iyo aniga ayaa ii ahayd sida buur dheer oo la korayo. Waxa aan si joogta ah u dejinayay isaga, sidoo kale aan ugu fiirsan jiray wax kasta oo cidhiidhi ku ahaa, ka dibna uga jawaab celinayay sida wanaagsan ee ku habboon.

Marka la eego halista caafimaad ee uu ku sugan yahay, waxa aan aad uga baqayay in wax xun ay ku dhacaan Xamiid, sidaas darteed waxa aan had iyo jeer isha ku hayay calaamad kasta oo caafimaad darro muujinaya.

Haddii aan ilduufo, waxaa iman kara dhimasho, Xaqiiqdii.

Guud ahaan, barashada sida xidhiid loola sameeyo ilmo aan weli hadal baran, aqoonna sida loogu hadlo si faseexa ah, haddana leh erayo kooban ayaa aha mid wadata caqabadeeda.

Waxaa i sugayay barashada: la hadalka ilmo yar, qaabka loo dhegeysto, falcelinta dhegaysiga ka dib, tixgelin la tixgeliyo marka uu ooyo iyo in aan u sharraxo dareen kasta sida ugu haboon.

Waxa aan xasuustaa in aan si joogta ah uga akhriyi jiray internetka qaabka ugu fiican ee xiriir loola sameeyo wiil laba jir ah. Haba igu qaadato wakhti, laakiin ugu danbeyntii, dhammaan dedaaladaas ayaa noqday kuwa midha dhalay, toosiyayna xidhiidhka labadeenna, waa aniga iyo Xamiid e.

Darbigii aan muuqan ee noo dhexeeyay ayaa bilaabay inuu burburo, isna waxa uu bilaabay inuu si tartiib-tartiib ah ii aamino iilana sheekeysto. Oohintii waa uu yareeyay. Wareerkii iyo hurdo la'aantii ayaa yaraatay. Kala fogaanshahannagii iyo masaafadii noo dhaxaysay ayaa meesha ka baxday.

Waxa aan bilownay in aan wada ciyaarno. Wada Baashaalno. Kaftanno haddana wada qosolno. Waxa ay ahayd mid qurux badan in aan arko derbigii noo dhexeeyay oo isu beddelay xidhiidh aabbe iyo wiil xooggan, ilaa maantana socda.

Xidhiidh aan hubo inuu iska xajin doono imtixaan kasta oo waqtigu keeno.

Maalmuhu waa ay socdeen annaga oo wakhtigeenna oo dhan wada qaadanaynna. Xamiid si dabiici ah ayuu u debcay, ugu dambayntiina waa aanu isku soo dhowaannay.

Halgan qurux badan ayuu ahaa.

Waxaa suurtagashay in aan isu soo dhawaanno oo uu ku nefiso midkanaba midka kale agtiisa, taasina waxa ay na siisay awood aan maalin kale ku dagaallano; in midkanaba uu midka kale u noqdo il taageero.

Xataa da'ahaan isaga oo sidaas u yar, Xamiid waxa uu ii ahaa il dhiirrigelin oo xooggan, waxa aana in badan la yaabayay heerka awoodda iyo adkaysiga ku dhex duugan jirkiisa yar ee jilicsan.

In kasta oo aanan weligay rabin in aan mar kale soo maro cabsi caafimaad oo noocaas oo kale ah, haddana markaan dib u milicsado maalmahaas, waxa aan xasuustaa uun inay ahayd bilowga maalmihii jacaylka aniga iyo wiilkayga curadka ah.

Xamiid waa qof geesi ah, haddana dagaalyahan ah oo ka badbaaday xanuunka Kansarka.

Waa halyeeygeyga.

Cutubka 3aad: La-yaab dhaqamed/Argagax dhaqameed

"Is bedbeddelka xaaladaha waa waxa soo saara ad'adayga shaqsiga."

3

May 28, 2019.

Maalintii aan sugayey ayaa ugu dambayn timid.

Fardowsa iyo Cammaar ayaa soo gaadhay Oslo.

Ugu danbeyntii!

Kadib ku dhawaad laba bilood oo ay ku mashquulsanaayeen diyaarinta dukumentiyada safarkooda, waxa ay soo gaadheen caasimadda Norway ee Oslo.

Iyagoo badqaba.

Waxa ay ku qaadatay waqti dheer inay yimaaddaan Norway, sababtoo ah waaxda Socdaalka Norway ayaa goor dambe nagu wargeliyay in Fardowsa ay sidoo kale u baahan tahay inay ka codsato fiisaha dib-umideynta qoyska (Family reunion) safaaradda Nayroobi, ka sokow fiisaha caadiga ah, ka hor intaysan u safrin Norway. Fiisaha dib-u-mideynta, asal ahaan waa nooc fiisa joogitaan xilli dheer oo loogu talagalay dadka aan norwiijiga ahayn ee raba inay la midoobaan xubin ka mid aha qoyskooda oo si sharci ah ku deggan Norway.

Waxa aan u malaynayay in waxa keliya ee ay u baahan tahay uu yahay fiisaheeda caadiga ah iyo baasaboorka, laakiin aan ogaaday in caqabad kale jirto. Waxa aana ku qasbanaaday in aan uga qabto ballan safaaradda ay ku codsanayso fiisaha dib-umideynta qoyska.

Si la mid ah codsi kasta oo dukumeenti socdaal, tani sidoo kale waxa ay ahayd hawl dhan oo ku dhammaatay muddo dhawr toddobaad ah in la dhammaystiro, sidaa awgeed ayayna u dhacday inay u soo safraan Norway laba bilood ka dib imaatinkii aniga iyo Xamiid aan nimid Norway.

May 26, walaalkay Ayaanle waxa uu u safray Nayroobi safar 24 saac ah si uu soo kaxeeyo Fardowsa iyo Cammaar una keeno Oslo ka dib markii ay heshay fiisaha 90-ka maalmood, xaraysayna codsigii dib-umideynta qoyska.

Dhammaantood waxa ay yimaaddeen Oslo 28kii May.

Ugu danbeyntii, waxa ay nabadyimaaddeen Oslo.

Aniguna waa aan ku farxay!

In aan arko iyaga oo badqaba waxa ay ii ahayd wax i illoowsiiyay murugo badan oo aan qabay.

Tani waxa ay ahayd markii ugu horraysay ee aan arko xaaskayga iyo curad-xigahayga tan iyo markii aan nimid Norway aniga iyo Xamiid, waxaana dareemayay in wakhti dheer aanaan is arag. Intii aan kala maqnayn wax badan ayaa dhacay –uguuridda guri cusub, qalabaynta guriga, wax-ka -qabashada daaweynta Xamiid oo xoog uga socotay isbitaalka iyo la -tacaalidda habaynta dukumentiyada safarka.

Ma aanan helin wakhti aan ku neefsado.

Waa aan daalay. Jir ahaan, maskax ahaan iyo dareen ahaanba.

Runtii culeys ayay ahayd.

Laakin, hadda oo Fardowsa ila joogto, waxa aan dareemay culays weyn inuu iga dhacay.

Horey ba loo yiri, “dhib lagula qabo, dhib ma aha”.

In kasta oo aan haystay kaalmada hooyaday, walaalahay, asxaabta iyo deriska, haddana ma jiraan wax beddeli kara jacaylka iyo quudinta hooyada quudiso ilmaheeda.

Innaba haba-yaraatee.

Waxaa xaqiiq aha in daryeelka hooyada daryeesho ilmaheeda qofna beddeli karin. Sidoo kale, Xamiid oo faraxsan dibna ula midoobay hooyadii ka dib kala maqnaansho laba bilood ah waxa ay ahayd wax aad u wayn.

Si kastaba ha ahaatee, Bilowgii, Xamiid uma ekayn mid ku faraxsan in uu arko hooyadii. Runtii, falcelintiisii ugu horreysay waxa ay ahayd oohin, taasoo iga yaabisay markiiba. Waxa aan filayey taas caksigeeda, aniga oo garanaya sida ay weligood isugu dhawaayeen, hadana waxa aan isweeydiiyay.

Maxaa dhacayey? Maxaa uu u ooyay? Miyuu ka baqay hooyadii, oo uu dhabteeda ku jiifay laba bilood ka hor? Miyaanu u xiisin iyada?

Waa yaab!, waxaa soo baxday in uu si fudud u garan waayay markii hore. Waxa aan hilmaamay inuu weli ilmo yar yahay, dhallaankuna waxa ay leeyihiin xusuus aad u gaaban gaar ahaan da'daas oo kale marka ay yihiin.

Intaa waxaa dheer, aniga iyo isaga oo si qododheer isugu xidhmannay oo aannu noqonnay laba saaxiib oo aad isugu dhow, taas oo beddashay kala fogaanshihii hore noogu dhexeeyay, nagana dhigtay wiil iyo aabbihii.

Xaqiiqdii, daqiiqad kasta ee nolosheenna ah si wadajir ah ayaan laba bilood oo dhan isaga soo ag tooseynnay, sidaas darteed waxaa la odhan karaa taas ayaa xusuusta hooyadiis hoos u dhigtay. Fardowsa ayaa isku dayday in ay laabta gashato, balse waa uu sii ooyay, waana hubaa in taasi qalbigeeda jebisay. Aad bay ugu xiistay isaga, dabcan laba bilood oo dhan ayay kala maqnaayeen, aadna wey uga welwelaysay isaga, si joogto ah ayay ula soo hadli jirtay si ay u ogaato halka uu xaalkiisu marayo, ilaa ay ugu dambayntii dib u midoobeen.

Waxa keliya oo ay rabtay in ay siiso "hab" oo ay rabtay in ay geliso laabta sidii hooyo iyo ilmaheeda oo ay isku duubto misana daryeesho. Laakiin waa uu ooynayay, isagoo aad mooddo inuu hilmaamay! Weliba xilli kooban gudiheed. Ilaahay mahadii, aakhirkii waa uu joojiyey oohintii wuuna isdejiyey waxaa uuna u oggolaaday inay kor u qaaddo.

Waa ayna ku nafistay.

Waxa aan ka walaacsanaa in ay ku khasbanaato in ay marto isbarasho hor leh oo ay isbarayso Xamiid sidii anigu aan u maray labadii bilood ee la soo dhaafay. Waxaa soo baxday in Xamiid uu ka cabsanayay hooyadii, sababtoo ah, waxii uu soo maray dhibaato iyo xanuun, waxa uu gaadhay heer uu u maleeynayo in qof kasta oo qolkiisa isbitaalka soo gala uu usoo gelayo oo keliya inuu irbad ku mudo isaga.

Qof kastaa waa uu ka shakinayay! Xamiid waxa uu noqday mid ka cabsado irbadda.

Laakiin 2-3 maalmood ka dib markii uu arkay in aysan irbadeynaynin, xusuustiisi ayaa dib ugu soo laabatay, wuxuuna gartay inay Fardowsa runtii tahay hooyadiis.

Markii aan arkay sida Xamiid uu ugu dambeyntii ugu diirsaday hooyadiis, waxaa ii xasilay qalbiga, waxaanan u maleeyay in wixii intaas ka danbeeya fududaan doonto kuwada noolaanshahanaga Norway.

Halkaas waa aan ku kadsoomay!

Wax yar ka dib ma aanan ogeyn in argaggax dhanka dhaqanka ah sugayo labadoodaba, gaar ahaan Fardowsa.

****

Fardowsa waxa ay ku dhibtootay inay la qabsato nolosheeda cusub ee Norway.

Sababtoo ah, Fardowsa waligeed waxa ay ahayd gabadh tuulo joog ah, oo iska afgaaban.

Fardowsa waligeed ma aysan tegin meel ka baxsan dalka Kenya. Xitaa Nayroobi oo ah caasimadda Kenya mar iyo labo oo keli aha ayay hore u tagtay. Nolosheeda inteeda badan waxa ay ku qaadatay Gaarisa, waxa ayna la qabsatay magaala-joogga iyo nolosha Gaarisa. Subaxdii in ay toosto, qabato hawlaha guriga ee caadiga ah, cunto cuntada deegaanka iyo la-kulanka saaxiibadeeda magaalada Gaarisa.

Imaanshaha waddan reer galbeed ah oo haddana casri tahay noloshu, waa ay ku cusbeyd oo waligeed xataa diyaarad hore uma ay raacin. Keliya waxa ay ahayd gabadh tuulo joog ah oo reer Gaarisa ah.

Haddaba waxa aad qiyaasi kartaa oo keliya argaggaxa dhaqameed ee ay kala kulantay markii ugu horreysay ee ay Norway timid. Waa deegaan cusub, qaarad cusub iyo wadan reer yurub ah.

Ugu horreyntii, duullimaadkii waxa uu u ahaa mid aad u leh dareenno badan. Waxa uu ahaa duulimaadkii ugu horreeyay ee caalami ah oo ay ka soo duushay Nayroobi kuna timid Oslo, waxa uuna qaatay toban saacadood. Taas lafteedu waxa ay ahayd waayo'aragnimo cajiib ah, iyada oo u adkaysanaysa baqdinta diyaaradda iyo duullimaadka muddada badan.

Waa ay ku adkaatay inay ku seexato diyaaradda gudaheeda, cuntadii diyaaradduna waxa ay ahayd mid ka duwan tii ay hore ugu baratay oo ma aysan cunin. Kadib duulimaad dheer, ugu dambeyntii diyaaradii waday Fardowsa, Cammaar iyo Ayanle waa ay soo cagadhigatay Oslo, Norway iyada oo nabad qabta.

Laakiin taasi waxa ay ahayd bilawga argaggax dhaqameedyo badan oo kale oo ku soo fool leh Fardowsa.

Isla markii ay diyaaraddu soo degtay, waxa ay la kulantay argaggax dhaqameed oo taxane ah.

Midba midka kale uu u dhiibayo.

Midda ugu horraysa waxa ay ahayd qabowga cimilada wadanka Norway. Qabawgu waxa uu ahaa mid xad-dhaaf ku ah Fardowsa shaqsiyan, waloow ay timid xili kulayle ah, haddana markii ay diyaaraddu soo degtay, waxa ay dareentay qaboow. Saas oo ay tahay ma aysan ahayn xilli qabow, laakiin waxa ay ku dhoweyd xilliga qaboobaha, ha se yeeshee waxa ay Fardowsa iyo Cammaar u ahayd qaboow illeen waxa ay u barteen kulaylka iyo qorraxda Gaarisa e. Waxa ay xidhneyd dhar qabowga loogu talagalay, laakiin ma aysan ahayn kuwo kaga filan qabowga yar ee maalinkaas.

Waxa aan uga sii digay qabowga Norway, laakiin in wax laguu sheego waxaa ka wanaaagsan in aad la kulanto oo aad aragto. Bal waxa aad qiyaastaa adoo si toos ah uga soo duulay kulaylka, qorraxda iyo cimilada Gaarisa, soona caga dhigtay qabowga waddan Yurub ah sida Norway. Waxa aan ugu dambeyntii ku qasbanaaday in aan u soo iibiyo dhar ka culus kuwii ay wadatay, maxaa yeelay dharkii ay la timid waxba kama taraan qabowga Oslo. Lama aysan qabsan dharka qaboobaha, sababtoo ah waa ay waa weyn yihiin haddana fool xun yihiin, weliba waxaa intaas dheer in ay aad u culus yihiin oo ay adag tahay in la sito. Xitaa carruurtu waxa ay ku dhibtoodeen culeyska dharka waaweeyn. Waxa ay ka yimaaddeen waddan kulul oo ay ku ciyaarayeen funaanado fudud iyo sarwaallo gaagaaban, haddana waxa ay ku qasbanaadeen in ay xidhaan jaakado waaweyn iyo funaanado culus, koofiyado dhogor ka sameysan iyo sharabaadyada culculus.

Fardowsa waxa ay si gaar ah uga fajacday dharka ay ku aragtay dumarka kale ee Oslo qaarkood. Sida caadiga aha gabadha muslimka aha ee magaalada Gaarisa joogta, dharka ay xidhato waa mid gebi ahaanba ka duwan dharka ay xidhaan dumarka Norway intooda badan. Gaarisa waxa ay u baratay inay aragto dumar madaxa ka xijaaban. Marka, waxa aad qiyaasi kartaa markay aragto dumar aan xijaabneyn kuna lebbisan surwaal gaaban, gaar ahaan marka ay ku jimicsanayaan bannaanka, haddana Fardowsa ay ahayd mid dhaxamoonaysa, halka dhar khafiifa ay qabaan dadka reer Oslo qaar!

Tani waxa ay ahayd la-yaab dhaqameed. Dumarka Norway iyo dumarka Gaarisa waxaa u dhaxeeya farqi aad u ballaadhan, khaasatan dadka asal ahaan u dhashay waddanka Norway ee cadcad. Keliya ma ahayn kala duwanaanta dharka dadka reer Gaarisa iyo Oslo, ee Fardowsa waxa ay sidoo kale la yaabbanayd guud ahaan dhaqanka iyo ku dhex noolaanshaha dad, luqad iyo deegaan gebi ahaanba ka duwan kii ay taqaannay.

In ay aragto dad badan oo '*Wazungus*'[7], (cad-cad) ah hal mar, oo indhahooda buluug yihiin, lehna timo cad oo bis ah ayaa Fardowsa ku cusbeyd. Inkasta oo ay ku hareeraysnaayeen Soomaali iyo Afrikaan kale nolosheeda inteeda badan maadaama aan degganayn xaafad ay u badnaayeen ajaanib, haddana waxaa la yaab ku noqotay in si lama filaan ah ay dad caddaan ah kula daristay.

Waxaa sidoo kale layaab ku noqday habka goonnida ah ee ay dadka cadaanka ahi u hadlaan, taas ayaa waxa ay iyaduna u ahayd waayo'aragnimo cusub. Gaarisa, Afsoomaali, sawaaxili iyo in Carabi ayaa dad badani ku hadlaan, sidaa awgeed waxa ay ku hadli jirtay oo keliya Afsoomaali, iyadoo xoogaa sawaaxili ahna jajabsata. Fardoswa ma aysan ku hadli karin Ingiriisi,

7 Swahili word for "White people"

sidoo kale ma aysan ku hadli karin luqadaha kale ee looga hadlo Norway sida luuqadda norwejiga iyo samiga. Sidaas darteed, Fardowsa waxa ay la kulantay waxyaabo badan oo ku cusub oo ay tahay in ay la qabsato. Sida, caqabadda luqadda, cimilada qabow, dharka culculus, iyo qaablebbiska dadka norwiijiga dhaladka ah, kuwaas oo dhammaantood ahaa kuwo u baahan in ay la qabsato.

Nasiib wanaag, ma aysan ahayn keligeed, oo waxa ay haysatay taageero ballaadhan oo ay ka helaysay dhanka walaalahey iyo qoyskayga balaadhan ee ii deggan Norway, taasi oo ah quruxda qoysku leeyahay, khaasatan marka la joogo waddan shisheeye. Maxaa yeelay, anigu waxa aan lahaa qoys ballaadhan oo ii dhaw, degganna Oslo, Norway, weligeedna ma aysan Fardowsa dareemin kelinnimo, si kasta oo ay kooyto ugu ahayd waddanka Norway.

Isla markii ay Fardowsa timid Norway, waxa ay walaalahay bilaabeen in ay ka caawiyaan sidii ay ula qabsan lahayd waddanka, iyaga oo baraya qaabka iyo sida loogu noolyahay Oslo, khaasatan sida loo adeegto, gadashada raashinka, lacagta noocyadeeda kala duwan, sida loo iibsado adeeg, iyo dhammaan ereyada aasaasiga ah ee Af-norwejiga, si ay u maarayso nololmaalmeedka.

"Sidee tahay?" – Hvordan har du det?

"Waa aan ku faraxsanahay in aan kula kulmo" - Hyggelig å møte deg

"Subax wanaagsan" - God morgen
"Galab wanaagsan" - God ettermiddag
"Fiid wanaagsan" - God kveld
"Nabadgelyo" - Ha det
"Mahadsanid" - Takk
"Soo dhawoow" - Velkommen
"Fadlan" - Vær så snill
"Iga raali ahow" - Unnskyld meg
"Haa" – Ja
"Maya" - Nei
"Ma fahmin" - Jeg forstår ikke
"Aaway …?" – Hvor er …?
"Waa immisa tigidhku?" – Hvor mye koster billetten?
"Hal tigidh oo kale…, fadlan." - En billett til …, takk.
"Bakhaar/dukaan" – Butikk
"Waa immisa kani?" – Hvor mye koster dette?
"Ma haysaa…" – Har du …
"Ma aqbashaa kaar bangi?"– Tar dere kredittkort?

Waa erayadii iyo jumladihii aasaasiga ahaa ee Fardowsa ay ahayd inay barato si ay isugu filaato, bilihii u horreeyayna badi waa ay baratay.

Si kastaba ha ahaatee, waligeed kuma guulaysan inay barato norweji ku filan oo anfaca maalinkeeda oo dhan, oo ma aysan heysan waqti ku filan.

Isla markii ay saldhigatay Fardowsa Oslo, waxa ay horey u guda gashay xanaanaynta Xamiid oo ay ku mashquushay, jidh ahaan iyo maskax ahaanba, oo ma aysan helin waqti ay ku barato luuqadda cusub ee Noorwiijiga.

Si kastaba ha ahaatee, Fardowsa guud ahaan waa qof afgaaban oo leh shakhsiyad dhawrsan. Weligeedna, ma ahayn qof bannaanka u-bixistiisa ku badan, xitaa Gaarisa. Sidaa darteed, waxaa koobnaa la macaamilkeed dadka. Noorwiijigana shakhsi ahaantooda waa dad af-gaaban oo gaagaabsada, sidaa awgeed dhexgal la'aanta Fardowsa ee bulshada ma aysan ahayn mid ku cusub.

Marka laga soo tago walaalahay, hooyaday iyo dhawr saaxiibadood oo Soomaali ah, si dhif ah ayay ula tacaamuli jirtay cid kale, xataa deriskeenna.

Inta badan iyada nolosheeda waxa ay ku koobnayd daryeelka Xamiid iyo Cammaar. Dhawr jeer oo ay dibadda u baxday, waxa ay aadi jirtay garoonka ciyaarta iyada oo carruurta la socoto ama waxa ay booqan jirtay guriga hooyaday iyo walaalahay. Waxaana Fardowsa caawisay in qoyskayga uu degganaa xaafadeenna Stovner Senter, oo ay ku noolaayeen ilaa 10 sano. Waana nalaga yaqaannay xaafadda oo aan caan ka ahayn.

Intaa waxaa dheer, deriskeenna waxa ay ahaayeen badankoodu asal-ahaan dad ajnabi oo aan ahayn norwiiji dhalad ah. Qof kasta oo degganaa *Stovner Senter*, gaar ahaan kuwa asalkoodu yahay ajnabiga, waxa ay inta badan ahaayeen kuwo garanaya Fardowsa maadaama ay og yihiin inay tahay xaaskayga. Xaafaddu waa bulsho isku xidhan oo saaxiibtinnimo leh oo ay samaysteen bulshda *Stovner senter*, isla markiiba waxa ay tuseen soo dhawayn si ay u dareento ammaan, waxaana kor u kacay kalsoonida ay ku qabto xaafadda, inkasta oo ay jirtay caqabad dhanka luqadda ah.

Maalin maalmaha ka mid ah mar ay Fardowsa u socotay gurigeeda kana soo adeegatay dukaanka, ayaa waxaa la hadashay gabadh, laakiin uma aysan jawaabin, ileen Fardowsa ma taqaan luuqadda norwiijiga. Waa ay iska dhegatirtay gabadhii, iyana waa ay la sii hadashay ilaa ay Fardowsa iska indha tiri kari weysay.

Gabadhii aad bay u qaylisay oo ku adkaysatay in Fardowsa joogsato oo ay la hadasho. Gabadhii waxa ay ku weyddiisay Af-norweeji, meesha xannaanada carruurta ku taallo; gabadha ayaa sidoo kale ku cusbayd xaafadda.

Fardowsa oo hadalkeeda fahmi weyday ayaa waxa ay u inshaartay in aysan Af-noorweeji ku hadli karin. Waxaase yaab noqotay in islaantii ay Af-carabi kula hadasho, markaasina ay Fardowsa u suurtagashay in ay ugu jawaabto Af-carabi, una sheegto in aanay garanayn meel ay ku taallo Xannaanada. Waxa ay ahayd daqiiqado aad u qosol badan, maadaama ay soo baxday in labadooduba ay ku hadli karaan Af-carabiga in kasta oo midkoodna midka kale uusan markii hore ogeyn in kan kale uu ku hadlo Af-carabiga.

Tani waa hal tusaale oo ka mid ah caqabadaha dhanka luuqadda ee Fardowsa kala kulantay Norway intii ay joogtay. Waxa kale ee aan ogahay in Fardowsa ay ku dhibtootay ayaa ahayd cuntada cusub. Cuntada Norway aad ayey uga duwan tahay middii Gaarisa, waligeedna si buuxda uma aysan baran dhadhanka cusub ee cuntada Norway.Gaar ahaan kalluunka, ma ahayn mid u dhadhama haba yaraatee! Kalluunku waa qayb ka mid ah cuntada Norway laga cuno oo caadi ayay ka tahay

Norway in la cuno 2-3 jeer toddobaadkii, halka Gaarisa cunista kalluunka ka tahay dhif iyo naadir.

Waxa ay sidoo kale aad u necbeyd cunista carsaanyada badda, sidoo kale waxa ay mar walba ka-hadalli jirtay subagga rootiga la marsado sida uusan u dhadhamin sida Blueband-kii Kenya. Waxaa kaloo ka sii darnaa taas, cunto badan oo Norway laga cuno waa mid lagu guray daasado, taas oo ka duwan cuntada laga cuno Garissa, oo iyadu aha mid cusub (*fresh*). Marna maskaxdeeda kama dhaadhicin in ay cunto cunno ku kaydsan daasad!

Dukaamaysigu laftirkiisu waxa uu ahaa hawsha ugu dhibka badnayd ee xaaskaygu qabato. Aan idin xasuusiyee, Garissa kuma yaallaan suuqyo waaweyn (MALL) oo casri ah sida kuwa Norway ku yaalla, Sidaas daraadeed in lagu soo wareego xarumaha waaweyn ee ganacsiga waxa ay ahayd hawl ku culus Fardowsa.

Maadaama ay si degdeg ah u qabatay ereyada aasaasiga ah ee ay u baahan tahay si ay usoo dukaameysato, waxa ay go'aansatay kuna dedaasho in ay keligeed wax ka soo gadato suuqa. Waxa ay inta badan soo iibsan jirtay cuntooyinka fudud iyo waxyaalihii ay hore u taqaannay ee ay ka mid yihiin caanaha, rootiga, ukunta iyo weliba kuwa ay calaamadahooda garato.

Marka la eego sida fudud ee shey walba ugu qoronyahay qiimaha, wax ka iibsiga dukaanka cuntada waxa ay ahayd mid fudud, waxa ayna si degdeg ah u baratay sida loo isticmaalo kaarka fiisaha (Visacard), Marka ay soo gaadho maqal-hayaha *(Cashier),* Iyada oo eegaysa shaashadda maqal-hayaha oo ay ka arki karto lacagta looga baahanyahay in ay bixiso oo ay ku bixiso kaarka ama lacag caddaan ah. Wax yar ka dib, waxa ay noqotay khabiir xagga wax-iibsiga iyo guud ahaan ku-wareegitaanka isticmaalka gaadiidka deegaanka.

Si kastaba ha ahaatee, waa ay lumi gaartay marar badan! Taasi waxa ay ahayd caqabadda ugu weyn ee dhanka dukaamaysiga. Suuqyada (MALL) magaalada Oslo, maadaama ay yihiin kuwo aad u waaweyn, inta badan waa ay lumi jirtay marka ay suuqa soo galayso iyo marka ay ka soo baxayso. Marka ay gudaha u gasho suuqa, waxa ay sidoo kale garan kari waayi jirtay nambarka dukaanka raashinka/cuntada marar badan, taasina waxa ay ku ahayd caqabad weyn iyada.

Naxdintii ugu weyn ma ahayn oo keli aha in ay ku dhex lunto suuqyadan waaweyn, ee waxaa jirta mar ay arrin cabsi leh oo aan ku xasuusto Cammaar dhacday. Cammaar waa uu lumay maalin cad, isaga oo ku beeray cabsi nolosheenna oo dhammaan naga argagixiyay!

Fardowsa waxa ay joogtay guriga, waxaana si lama filaan ah loo waayay Cammaar, meelna laguma arag. Waxa ay bilowday in ay ka raadiso meel kasta oo guriga ka mid ah, iyada oo wax walba daba rogtay kana fiirisay qol walba iyo sariiraha hoostooda. Waa la waayay Cammaar oo lama hayo!

Waa aan argagaxnay, waayo waxa aan maqlay sheekooyin aan la tirin karin oo ku saabsan dhallaan balkoonnada ka soo dhacaya ama ku neef qabatimay sariiraha hoostooda, waxa ayna ahayd wax aan caadi ahayn inuu sidaas u aamuso ilma yar. Sida caadiga ahna waalidku waa uu indha-taagaa mar kasta oo carruurtu aamusaan, joojiyaanna cayaarta iyo hadaaqa.Fardowsa waxa ay ahayd mid cabsanaysa. Waxa aan ku guda jirnay la tacaalidda dhibaatada caafimaad ee Xamiid oo uma aanay adkaysan karin in ay la tacaasho dhibaato kale.

Ma waxa ay dayacday dhallaankeennii labaad (Cammaar) iyada oo aannu ku dhex jirno daaweynta Xamiid oo aanu iskaga daba laalaabanayno isbitaal? Ilaahay mahadii, wax yar ka dib waxaa ay ogaatay in Cammaar aanu gebi ahaanba lumin, lana waayin, ee se ay ku hayso sinta! Oohintii iyo baqdintii waxa ay isu beddeshay qosol iyo farxad. Oo Cammaar marnaba ma lumin ee guriga ayuu joogay, weliba sinta hooyadii ayuu saarnaa, halka aanu raadinaynay ilmo nala joogay.

Si kastaba ha ahaatee, nafis iyo kaftan yar ka dib, waxa aanu garowsanay dareenka Fardowsa dareemaysay tan iyo markii ay timid Oslo in uu ahaa mid aan xasillooneyn. Waxa ay ku jirtay xaalad walaac oo joogto ah oo ay kaga murgaysay xaaladda Xamiid oo ay si buuxda uga nasan kari wayday. Ogsoownow hada Fardowso waxay dhaadhsiisaa Cammaar. Dhanka carruurta (Xamiid iyo Cammaar), waxa ay u muuqdeen kuwo aan wax badan iska beddalin imaanshahooda Oslo, Norway. Marka laga soo tago xanuunka Xamiid, Xamiid waxa uu si buuxda ula qabsaday nolosha Norway, Cammaarna waxa uu weli ahaa mid aad u da'yar, sidaas darteed ma uusan ka warqabin waxa ku xeeran ee cusub. Isaga, Oslo waxa ay u ahayd meel kale oo la mid ah Gaarisa.

Sida caadiga aha carruurtu waa ay u sahlan tahay in ay la qabsadaan meel cusub marka la barbar dhigo dadka waaweyn, sidaas darteed, deegaanka cusub saameyn badan oo la dareemi karo kuma yeelan Xamiid iyo Cammaar . Isku soo wada duuduub oo, Fardowsa ayay ahayd qofka ay sida weyn u saameeysay nolosha cusub ee Oslo, Norway, balse ugu dambeyntii la qabsatay ilaa iyo xad. Waxa aan muhiimaddeena iyo diiradda saaraynay ka waalid ahaan, waxa ay ahayd 100% soo boggsashada Xamiid. Taasi waxa ay ahayd waxa noogu muhiimsan. Alla-magane, maxaan culeys xad dhaaf aha soo marnay, Ilaah baa noo fududeeyay se!

Cutubka 4aad: Waddadii bogsashada

"Markaan Bukoodana Isagaa [Eebbe] I Caafiya"— (Ash-Shu'ara (Quraan: 26:80) (Ducadii Nebi Ibraahin)

4

Abriil 3, 2019.

Maalintii uu Xamiid bilaabay Chemotherapy (kiimoterabiga/ Dawada Kansarka).

3 maalmood ka hor ayay ahayd markii uu Xamiid Oslo yimid. Waa maalintii aan ka baqayey tan iyo markii laga helay Kansarka. Kiimoterabiga waa daawada Kansarka oo aad u dhib badan, xitaa dadka waaweyn dhibta. Sidaas darteed, waxa aan aad uga welwelayay saameynta ay ku yeelan karto jirka yar ee haddana jilicsan ee Xamiid.

Xamiid waa inuu ku qaataa daaweynta Kiimoterabiga isbitaalka Rikhospitalet qiyaastii laba bilood, ilaa dabayaaqada Juun 2019, ka dib waxa uu mari doonaa qaliin.

Dawada Kiimoterabiga waxa ay ahayd mid ay degdeg tahay in lagu siiyo, tahayna lagama maarmaan. Ugu horrayn si loo badbaadiyo si dhakhsa ah, haddana looga hortago burada inay burburiso xubno muhiimka ah iyo in la yareeyo burada qalliinka ka hor.

Nooca kiimoterabiga ee la siiiyay Xamiid waxa loo yaqaan "Rapid COJEC."[8] (oo ku xusan jaantuska 8aad) waa shan walxood oo isugu jira (cisplatin, vincristine, carboplatin, etoposide iyo cyclophosphamide) kuwaas oo si toos ah loo raaciyo dhiiga ilmaha iyada oo laga siinayo xididka.

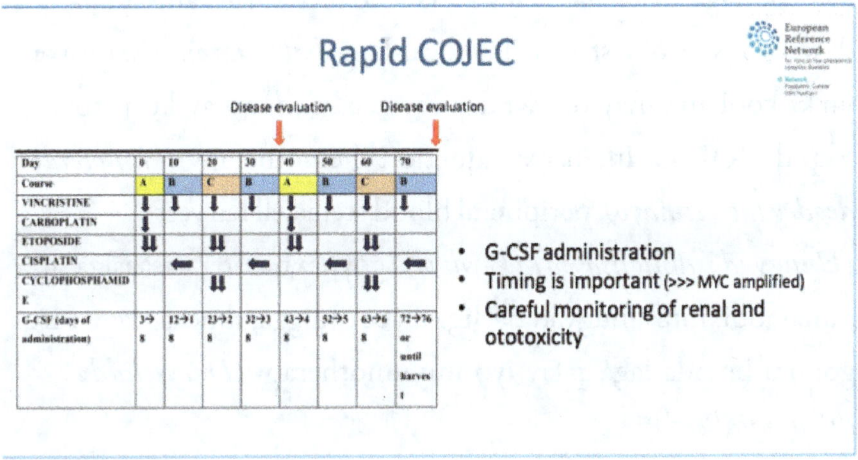

Jaantus 8: Degdeg ah COJEC[9]

Dawada waxa lagu qaataa siddeed wareeg oo ay u dhaxeyso nasasho 10 maalmood ah, waxaana lagu dhammeeyaa 70 maalmood gudahood daawada ugu horreysa (eeg jaantuska sare). Bukaannada khatarta sare ku sugan, Rapid COJEC waxaa la siiyaa

8 "Rapid COJEC" as well as the technical information provided in this chapter were obtain from, among other sources: https://siope.eu/media/documents/escp-webinar-22sept-slides.pdf.

9 Image source: https://siope.eu/media/documents/escp-webinar-22sept-slides.pdf

qiyaas badan oo kiimoterabiga ah muddo gaaban, taas oo sare u qaadi karta bukaanka inuu ka badbaado xanuunka.

Daawada Rapid COJEC waa qaybta koowaad ee habmaamuuska daaweyn ee loo yaqaan 'HR-NBL-2 Protocol,' kaas oo laga isticmaalo 28 waddan oo reer Yurub ah, laguna daweeyo Neuroblastoma. Protocal-kan *(habmaamuuska)* waxa uu ka kooban yahay dhowr daaweyn *(silsilad)* oo ay ku jirto Rapid COJEC, Intensive induction chemotherapy *(kiimoterabi degdeg lagu siinayo)*, peripheral blood stem cell harvest *(Unugyada dhiigiisa oo la keydiyo)*, goynta burada aasaasiga ah, samatabbixinta unugyada asliga ah ee dhiigga, shucaac lagu furo goobta burada laga qalay iyo immunotherapy *(Daryeelidda difaaca jidheed)*.

Waxa sharaf noo ahayd in Gudoomiyaha Protocol-ka iyo Madaxa Neuroblastoma ee Norway, Dr. Ellen Ruud, ay qayb ka ahaato kooxda ku hawlan daaweynta Xamiid. Dr. Ruud ayaa ahayd dhakhtarad si joogta aha uga helaysa warbixinno dhakhtarkiisa khaaska aha iyo dhakhaatiirta kale ee takhasuska leh, taas oo noo ahayd wanaag badan. Kiiska Xamiid waxaa gacanta ku hayay qaar ka mid ah dhakhaatiirta ugu wanaagsan waddanka Norway! Maxaa ka sharafbadan in kiiska wiilkeyga ay gacanta ku hayaan dhakhaatiirta ugu wanaagsan waddamada

Yurub! In aan dhakhaatiirta ugu aqoonta badan xanuunka Neuroblastoma u helnay wiilkeyga ayaa nafis iyo nasteexo noo ahayd mar haddaan ognahay

in Xamiid ay daryeelayaan dhakhaatiirta ugu wanaagsan waddamada reer Yurub.

Si kastaba ha ahaatee, arrintu ma ahayn mid fudud. Waxa ayse ahayd daaweynta kiimikaad ee Xamiid arrinkii ugu adkaa ee aan weligey maro ka waalid ahaan. Saameynta kiimoterabiga ay ku yeelatay Xamiid ayaa ahayd mid aad u daran. Biloowgii horeba, Xamiid waxa uu bilaabay in ay timaha daataan. Madaxiisa waxaa uu noqday mid nabarro leh, bishimahiisa yaryar ayaa sidoo kale nabarro ka soo baxeen argagax leh.

Waxa kale oo uu ahaa mid si joogto ah u daalan, daciifna ah oo xanuunsan. Dhab ahaantii ma lahayn cunto doonis dambe oo waxa ay ahayd in lagu quudiyo tuubada sanka (NG-tube) haddii kale wax nafaqo ah kuma hadhi doono jidhkiisa. Waxa kale oo uu la kulmay shuban xilliyida qaar, sidaa awgeed waxaa muhiim ahayd in si fiican loo nafaqeeyo si aanu u fuuqbixin.

Waxa ay ahayd xaalad argagax leh.

Daweynta kemotherabiga ayaa loogu sameeyay dhawr wareeg si joogto ah, laga bilaabo Abriil ilaa dhammaadka Juun. Markii daaweynta kiimikaad dhammaatay dabayaaqadii June na, Xamiid waxa uu gudbay wajiga xiga oo ah, - qalliin!

Caadi ahaan, marka kemotherabi ay yareeyso ama joojiso buradu inay fiddo, qalliin ayaa la sameeyaa. Qalliinka ayaa dhacay 16kii bishii July, waxaana lagu sameeyay burada. Xamiid waxa dhanka bidix ee uur-kujirta kaga taalay buro aad u muuqata.

Waxa ay ahayd in isla markiiba meesha laga saaro.

Intii lagu guda jiray qalliinka, waxaa sidoo kale laga saaray kelidda bidix, beeryarada, qaybo ka mid ah xiidmaha iyo saynta ganaca (Pancreas tail) iyo buradii oo laga gooyay. Ilaahay mahaddii, qalliinku si wanaagsan ayuu u dhacay, wuxuuna awooday inuu lugahiisa ku socdo hal toddobaad ka dib qalliinka.

Qalliinka waxaa ku xigay keydinta unugyada dhiigiisa asliga ah, oo loo yaqaan Peripheral Blood Stem Cells (PBSC). Xamiid waxaa loo qorsheeyay daaweynta HDC (High Dose Chemotherapy) bishii Agoosto, ka hor se unugyada dhiiggiisa asliga ah ayaa loo baahnaa in la kaydiyo. Daaweynta HDC waxa ay ahayd daweeyn kemotherabi heerkeedu sareeyo, weliba bartilmaamsaneysa unugyo la xushay oo leh korriin-degdeg ee Kansar iyo unugyada tarma ee dhiigga. Sidaas darteed, waa in la badbaadsho/keydiyo unugyadiisa asliga ah, si loogu kaydiyo kadibna loogu celinayo jidhkiisa ka dib marka lasiiyo HDC, oo iyadu cagta marisay unugyadii xulka ahaa ee xanuunsanaa iyo kuwii aan xanuunsanaynba.

Daaweynta Neuroblastoma kiisa khatarta sare leh, sida ku xusann hab-maamuuska HR-NBL1, unugyada asliga ah ee bukaanka ayaa loo isticmaalaa qaab-daawayn. Si loo keydiyo unugyada asliga ah ee Xamiid, dhakhaatiirtu waxa ay ku keydiyeen dhiiggiisa baco, waxa ayna ahayd inay kaydiyaan laba bac. Si kastaba ha ahaatee, Xamiid xaaladdiisa oo liidatay awgeed, waxa ay ku guulaysteen oo keli ah inay ka shubtaan/keydiyaan hal bac, halkii ay ka shubi lahaayeen laba bacood sida qorshuhu ahaa.

Markii unugyadiisii asliga ahaa si guul leh looga shubay/keydshay, Xamiid waxa lagu bilaabay daweynta HDC, kadibna lagu shubay/celiyay unugyadiisii asliga ahaa bishii Agoosto 2019. Daawada HDC waa nooc ka mid ah daaweyn kiimiko oo ka shaqeeysa xannibidda DNA-da *(hiddo-sidaha)* caawiya koriinka unugyada Kansarka sida. Waxaa kale oo ay caawiyaan DNA-da ku lug leh koritaanka unuggu inuu u kobco una shaqeeyo sida saxda ah. Inta lagu gudo jiro daaweynta HDC, qiyaas aad u sarreeysa oo kiimoterabi ah (busulphan iyo melphalan) ayaa la qaataa. Maadaama daawadu ay waxyeello u leedahay dhuuxa lafta, ayaa unugyada loo kaydiyay. Unugyadan asliga ah ee kaydsan ayaa bukaanka dib loogu soo celiyaa ka dib daaweynta xaddiga sare leh.

Kaydinta unugyada asliga ah ee Xamiid, oo lagu ladhay daaweynta kiimaterabiga ee qiyaasta sare leh (HDC), ayaa waxa ay dhacday bishii Agoosto waxaana dib loogu soo celiyay unugyadiisii asliga ahaa ee la keydiyay isla bisha Agoosto.

Waxa ay ahayd intii lagu guda jiray hab-daaweynta HDC marka ay inta badan dhibaatadu ku bilaabatay Xamiid.

Wax lama filaan ah ayaa dhacay oo ahaa, mid ka mid ah waxyaabaha ugu cabsida badan ee aanay ahayn waalidka weligiis inay ku dhacaan.

Isaga oo la tacaalaya daaweynta baaxadda iyo dhibaatada leh, ayaan haddana quus ku siganay, ka dib markii ay ka sii dartay xaaladda Xamiid.

Xamiid oo ku jiray Qaybta gargaarka degdega aha (ICU) ayaa miyirdaboolmay!

Taariikhdu waxa ay ahayd Agoosto 23, 2019.

Mid ka mid ah maalmaha noloshayda ugu madoobaa.

Arinku cabsi waa uu dhaafay markan, oo Xamiid wuu miyirdaboolmay.

Bal qiyaas caafimaadka Xamiid oo markii horeba si aad ah ula liitay daaweyntii keemoterabigii iyo qalliinkii, oo haddanna ku jira Miyirdabool *(coma)*!?

Waan daalnay!

Ma fahmi karin waxa aan galabsanay ee ay tani noogu dhacday. Waa uun qadar Eebbe oo keli ah.

Dhakhaatiirtu waxa ay noo sheegeen in CVC line (fiilada xididka halboowlaha), oo sidoo kale loo yaqaan 'central line' (c-line) (oo ah leynka daawada laga siiyo), uu caabuq qaaday oo ay tahay in laga saaro oo lagu beddelo mid cusub. Caabuq aad halis u ah ayaa sabab u ahaa dhibta. Waana mid la saadaalinayay oo ka timaada daawada xadiga sare leh ee HDC (High Dose Chemotherapy) oo difaaca Xamiid burburisay. Taas oo ah sababta ay dhakhaatiirtu dib ugu soo celiyeen unugyadiisii asalka ahaa oo aysan saameyn ku yeelan daaweynta kiimoterabiga (HDC). Waa daawo aad ay u daran tahay saameynteedu, laakiin nafta waxtar weyn u leh.

Sidoo kale, intii lagu guda jiray beddelka tuubada CVC-ga (fiilada xididka dhexe), ayaa tuubada ogsajiinta ee afka kaga jirtay Xamiid qaloocsantay iyada oo aanay ogeyn dhakhaatiirtu.

Intaa waxaa dheer, dhakhaatiirtu waxa ay dureen xidid khaldan markii ay gelinayeen CVC-ga. Intaas oo dhan, iyo isaga oo markii horeba lasii jilicsanaa dawada HDC-da awgeed, waa waxa keenay inuu miyirdaboolmo.

Aad ayaan uga walaacay xaaladda uu ku sugan yahay. haddana aad moodo in uu ka sii dari karo. Si ka daran sida uu yahay hadda!

Horaa waxaa yidhi *"Roob haduu da'o, daad ayaa xiga".* Si kastaba ha ahaatee, weligay ma aan fileeynin, oo xataa riyo kuma fileyn in aan la kulmi doono daad/dhibaato intaas le'eg una yeelan karo dulqaad. Arrimuhu waxa ay u muuqdeen kuwo sii xumaanaya marba marka xiga, waxaana igu adkaatay in aan liqo xanuunkaas. Aad ayey iigu adkeyd in aan xamilo waxa dhacaya.

Ma aha oo keliya in wiilkayga aadka u yar oo haddana jilicsan uu Kansar qabo, ee hadda waa uu ba miyirdaboolmay *(Coma)*!

Oo lama saadaalin karin waxa uu xaal ku danbeyn doono. Wadnahayga ayaa baqdin iyo rajo-xumo la boodboodaya, maskaxdayduna waa ay gariirtay oo waxa ay isweyddiineysaa su'aalo aan laga jawaabin karin.

Sidee waxaas oo dhan iigu dhaceen? Ma waxaa jiray wax aanan sameeynin ama ku guuldarreystay? Mise waa ciqaab Eebbe ii ciqaabayo wax aan geystay? Maya, ee waxaan is iri, Muslimkaba waxaa la mariyaa tijaabo.

Mar uun miyuu wiilkayga qaaliga ah caafimaad heli doonaa?

Weligay noloshayda ma dareemin cidlo iyo weliba rajo la'aan intan oo dhan le'eg. Adduun waxii aan dhisayay oo ugu horreeyo curadkeyga ayaa horteyda ku dhibaataysan, markii aan isku dayay in aan la qabsado culayska ay arrintan i haysata leedahayna, waxa ay u muuqatay in aanan waxba ka qaban karin Eebbe ka sokoow. Waxa uu miyirdaboolnaa Xamiid muddo toddobaad ah, usbuucaasina, wax walba waxa ay ahaayeen kuwa igaga jira shucaac.

Waxa keliya ee nalagudboonayd waa in aanu samirno, oo aannu Eebbe barino, kana rajaynaynno in wax waliba hagaagi doonaan. Eebbe mahadii asbuuc ka dib miyirdaboolkii ayuu ka soo kacay. Waxa ay ahayd nafis iyo naxariis soo korodhay! Laakiin se nafiskaaasi waxa uu aha mid xilligiisu kooban yahay.

Hal bil uun ka dib, 22kii Sebtembar, ayuu Xamiid haddana miyirdaboolmay! Waa aan rumaysan waayay.

Markan, miyirdaboolka waxaa sababay caabuq ku dhashay CVC-da (fiilada xididka halboowlaha) iyo qandho badan ka dib markii ay dhakhaatiirtu isku dayeen inay beddelaan CVC-da mar labaad.

Heerka *cortisol-ka* (Hormoono kelyaha korkooda ka soo baxa) ee Xamiid ayaa ahaa mid ka yar intii looga baahnaa jidhkiisa, dhakhaatiirtana taas kama ay warqabin. Maalintaas wixii ka dambeeyayna, dhakhaatiirtu aad ayay u taxadarayeen, markasta oo Xamiid la gelinayo CVC-line ama la suuxinayo (anaesthesia).

Si kastaba ha ahaatee, waxa aan xusuustaa sida ay u taxaddarayeen, ilaa ay ka hubsadaan in ay siiyeen dawada *cortisol-ka* ka hor inta aan la suuxin ama la guda gelin qaliinka lagu gelinayo fiilada CVC-line.

Dhakhaatiirta waxa ay igu leeyahiin abaal weyn oo ah mahadnaqa daryeelka ay sida joogtada ah u siiyeen Xamiid inta lagu guda jiray xilliga adag ee welwelka iyo walbahaarka badnaa.

Dhakhaatiirta iyo kalkaaliyayaasha caafimaadku aad ayay uga warqabeen wax walba oo dhacayay, una daaweeynayeen Xamiid si xeeldheer.

Waxa ay garanayeen xanuunka aan marayay aniga, xaaskayga, iyo dhammaan qoyska oo aad ayay noogu roonaayeen oo noo caawinayeen. Kalkaalisooyinka isbitaalka Rikshospitalet, waxa ay naga siiyeen qol huteel ku yaalla isla isbitaalka gudihiisa oo aan aniga iyo Fardowsa iyo Cammaar ku noolaan karno inta aan isbitaalka ku jirnay si aan u dareenno si la mid ah gurigayagga oo kale. Huteelka waxa aan kala kulanay daryeel iyo jacayl badan. Tani oo naga caawisay in uu yaraado culayskii iyo murugadii maskaxeed ee aan ku jirnay.

Markan labaad, Xamiid laba asbuuc ayuu miyirbadoolnaan ku jiray. Taas oo ka badnayd markii hore ee uu miyirdaboolmay. Waxa uu soo miyirsaday Oktoobar 6, 2019.

Aad ayay u adkeyd in la fahmo sababta Xamiid u miyirdaboolmay mudda kooban gudaheed 2 jeer.

Si kastaba ha ahaatee, dhakhaatiirtu waxa ay noo sharxeen in sababtu tahay daawada HDC, oo Xamiid aad ayuu u nuglaaday, xataa waa uu ka tabar yaraaday markii uu qaadanayey kiimoterabi bishii Abriil. Jileeca ama nugeylka badanna waxaa keenay HDC oo aad u saamayn badnayd, waana sababta uu laba jeer u galay ICU; markii koowaad bishii Agoosto iyo marka labaad oo ahayd bishii Sebtembar.

Bishii Noofambar 2019, bil ka dib markii uu koomada labaad ka soo baxay, Xamiid waxa loo bilaabay daaweynta shucaaca (Radiation) ugana bilaabatay Cisbitaalka Radium ee Oslo, socotayna muddo ku dhow saddex toddobaad. Ujeedada shucaaca ayaa ahayd in la dilo unugyadii ugu dambeeyay ee ku hadhay aagga burada asalkeeda laga jaray. Shucaacana waxaa lala beegsaday meesha laga jaray burada asalkeeda oo ah meesha Xamiid laga qalay (Dhanka kelida bidix).

****

Janaayo 2020.

Sannadka cusub waxa uu ku bilaabmay wejigii xigay ee daaweynta.

Xamiid xitaa ma uusan helin wakhti uu ugu dabaaldego Sannadka cusub. Sannadka cusub ayaa noogu bishay annaga oo guriga joogna habeenkaas, iyada oo Xamiidna uu ka daawanayo iftiinka dabaaldedga *(Fireworks-ka)* daaqadda qolka fadhiga. Marxaladdan, dhakhaatiirtu waxa ay Xamiid ku bilaabeen Vitamin A iyo immunotherapy, kuwaas oo la siinayey muddo lix bilood ah, laga bilaabo bishii Janaayo ilaa Juun 2020.

Vitamin A-ga waxa uu joojiyaa kala qaybinta unugyada waxaana lala siiyaa immunotherapy (GD-2 antibodies) si loo kordhiyo saameynta/fal-galka. Unugyada difaaca jirka ee GD-2 waa walxo tirtira unugyada Neuroblastoma ee soo hadhay. Daawadana waxa loo isticmaalaa si ay gacan uga geysato dilidda unugyada Kansarka ee u dambeeya.

Daawada GD-2 waxa ay ahayd daawo cusub wakhtiga la daawaynayay Xamiid, waxa kale oo ay ahayd, daawo aad qaali u ah oo gaadhaysa malaayiin lacag ah. Dhakhaatiirtu waxa ay sannado badan ku qaadatay inay dadweynaha Norway ka raadiyaan oggolaansho in la isticmaali karo daawadan. Dhibaatooyinka ka iman kara daawada immunotherapy-ga aad ayay u badan tahay, waxa ayna noqon kartaa mid aad halis u ah. Xamiidse aad ayuu u nasiib badnaa in aanu kala kulmin dhibaato badan daawada immunotherapy (GD-2 antibodies).

Muddo 6 bilood ah ayaa waxa uu Xamiid uqaatay kaabsoolka Vitamin A si isdabajoog ah. Laba toddobaadna waxa uu ku qaadanayay isbitaalka daawada immunotherapy (GD-2 antibodies), halka laba toddobaadna uu qaadanayay Vitamin A isaga oo guriga iska joogay.

Sidaas darteed muddo lix bilood ah, ayuu hor iyo gadaal isaga daba noq-noqonayay guriga iyo isbitaalka.

Inta uu Xamiid ku guda jiray guud ahaan daweynta, ka aabe ahaan waligeen kama aanu tegin agtiisa, oo weheli ayaan u ahaa.

Waxa uuna isku kala badalanayay cisbitaallada Rikshospitalet, Akershus (AHUS) iyo cisbitaalka Radium, iyada oo ay kolba ku xiran tahay xaaladdiisa meesha ay mareyso iyo daawada uu qaadanayo cisbitaalka bixinaya. Waxa ay ahayd xilli aad inoogu adag dhammaanteen markii uu Xamiid isbitaalka iskaga daba noqnoqonayay oo uu kolba nooc daawa uu qaadanayay, laakiin waxa aan garwaaqsaday in aan u adkaysanno oo aan adaygna u muujinno isaga dartiis.

Xamiid waxa uu nooga baahnaa in aanu adkeysi yeelanno.

Waxaannu dhammaanteed qiyaasi karnay sida uu u jilcay.

Waxaa si joogto ah uga jiray sanka tuubada NG-tube iyo CVC-line oo shafka ka jirtay loona isticmaalayay quudinta iyo daaweeynta, haddii kale nafaqo darro ba'an ayaa heli lahayd. Nasiib wanaag, dhakhaatiirtu aad bay ugu feejignaayeen nafaqadiisa. Xitaa ka dib markii laga saaray NB-tube, ayaa Dhakhaatiirta AHUS waxa ay ku taliyeen barnaamij nafaqo oo waxtar leh, si loo hubiyo in Xamiid si caadi ah wax u cuno oo uu u qaadan karo nafaqo ku filan.

Laga bilaabo Abriil ilaa dabayaaqadii Oktoobar 2019, Xamiid guriga ma uusan u joogin si joogto ah. Wakhtigiisa inta badan waxa uu iskaga daba laalaabanayay isbitaalka, sababtoo ah waxa uu marayey prosess-ka kiimoterabiga, qalliinka burada, HDC, iyo daaweynta (Radiation). Sidoo kale, daawada immunotherapy-ga (difaaca jirka) ayaa si joogta ah ugu socotay, ka dib ka soo kabashadii miyirdaboolkii (coma).

Mar walba nooc daweyn aha ayuun baa ku socotay.

In badan hurdo ma aanan ka bogan.

Waxa aan u mahadcelinayaa hooyaday, sababtoo ah waxa ay noogu jirtay boos muhiim ah, waa ayna nala joogtay tallaabo kasta oo aan qaadaynay. Waxaa sidoo kale, goor walba isoo wacayay aabahay oo ii dajin jiray qalbiga uno soo duceynayay Xamiid, waloow isagu markaas uusan nala joogin Norway, balse kusoo maqnaa Afrika. Hooyaday iyadu waxa ay ila joogtay isbitaalka maalmihii ugu badnaa bilowgii. Hooyaday iyo anigu waxa aan seexaneynay isbitaalka, haday tahay markaan ku jirnay Rikshospitalet ama AHUS. Aad ayay inooga welwelsanayd sababtoo ah waxa ay rabtay in ay hubiso caafimaadka Xamiid, sidoo kalena u joogtay isbitaalka, lacalla haddii ay wax dhacaan.

Si kastaba ha ahaatee, markii Xamiid xaaladdiisu ay bilowday inay soo roonaato oo ay daawadii shaqaysay Eebe mahadiis, waxa ay hooyadey dareentay nafis, biloowdayna inay igaga tagto Xamiid. Sidaas daraaddeed guriga ayay soo seexan jirtay oo maalintii ayay nala joogi jirtay isbitaalka. Muddada lagu jiray daaweynta oo dhan, ma aanan lahayn jadwal ama qorshe maalinle ah oo la saadaalin karo.

Maalin kasta waa ay ka duwanayd middii hore.

Maalmahaas uu Xamiid aadka u xanuunsanaa, dhif iyo naadir ayaan seexan jiray. Si kastaba ha ahaatee, markiise uusan aad u xanuunsanayn, qorsha maalmeedkeygu waxa uu ahaa mid toosan. Waxa aan toosi jiray 06.00 ilaa 07.00 tukanna jiray salaadda subax. Marka ay noqoto 09.00 ama 10.00 aroornimo kalkaalisada ayaa i toosin jirtay, waana isdiyaarin jirnay. Markaas ayaan Xamiid ilkaha u cadayi jiray isaga oo sariirta ku jiro, waa marka uu aadka u xanuunsan yahay e. Kadib waxa aan ku quraacan jiray qolkayga, kulana tashan jiray xaaskayga iyo hooyaday qorshaha maalinlaha aha iyo sida ay maalinta noqon doonto, iyada oo aan eegeynno qaabka uu Xamiid ku waabariistay. Maalmaha uu Xamiid istaagi karo oo uu dhaqdhaqaaqi karo, haddii cimiladu wanaagsan tahay, Waxa aanu Xamiid u bixin jirnay bannaanka iyo barxadda isbitaalka oo aanu ku ciyaarsiin jirnay. Maalmahaas waxa ay ahaayeen, maalmihii ugu wacnaa ee xilligaa murugada laheyd, mar walbana waa aan ku farxi jirnay in aan aragno Xamiid oo si farxad leh u ciyaaraya halkii aan maalintii oo dhan ku xidhnaan lahayn qolka isbitaalka. Marka uu jilicsanyahay ee uusan socon karin, waxa aanu iska joogi jirnay gudaha istibaalka.

Caadi ahaan Norway inta u dhaxaysa bisha 4aad (markii ugu horreysay ee Xamiid yimid Norway) iyo dabayaaqada bisha 9aad, cimiladu aad ayay u fiican tahay, oo waa mid diirimaad iyo qorrax leh, laakiin bishaa 10aad ilaa bisha 3aad, waa qabow iyo baraf. Haddaba, laga bilaabo bisha 10aad ilaa bisha 1aad, si dhif ah ayaannu dibadda ugu soo bixi jirnay.

Xamiid xaaladdiisu aad ayay isu bedbeddelaysay intii uu xanuunsanaa.

Maalmaha qaar waxa uu soo toosi jiray asaga oo xooggan, tabar badanna leh, taas oo na rajo iyo dhiirrigelin jirtay, maalmaha qaarna aad ayuu u daciifsanaan jiray oo si dhib ah ayuuba indhaha ku kala qaadi jiray. Markii uusan aad u xanuunsanayn, waxa uu samayn karayay waxyaabihii caadiga ahaa, sida in uu istaago, in uu aado musqusha qolkayaga iyo xataa in uu cadaydo keligii.

Marka uu wax cuni karo, waxa aan ku quudin jiray cunto kasta oo nafaqo leh iyo cuntooyin caafimaadka leh sida jeex liin (Orange) ah oo uu awoodi karo inuu cuno sida ay dhakhaatiirtuba na fareen. Aad ayaan u farxi jiray maalmahaas, sababtoo ah waxa uu ugu yaraan ku dhadhamin jiray afkiisa cunno, halkii cuntada lagu siin lahaa NG-tube.

Tani aad ayey muhiim iigu ahayd, sababtoo ah ma aanan rabin Xamiid in uu illoobo dhadhanka cuntada, sida loo ruugo iyo sida loo liqo intaba. Maalmaha qaar, marka uu ku soo tooso caafimaad, Waxa aanu ku ciyaari jirnay gudaha qolkannaga isbitaalka. Kalkaalisada ayaa noo keeni jirtay sijaayad (yoga mat) oo aanu ku ciyaari jirnay intaan dhulka dhiganno.

Xilliga barafka, waxa aan inta badan ku jiri jirnay gudaha isbitaalka oo waxa aan ku cayaari jirnay ciyaaro kala duwan gudaha dhismaha isbitaalka. Had iyo jeer waxa aanu samayn jirnay cayaaro fudud oo aanu Xamiid maskaxdiisu kaga mashquulin jirnay dhibaatada daaweynta iyo xanuunka badan ee kaga imanayay.

Xamiid mar walba waa uu ku raaxaysan jiray cayaaraha fudud. Waxa aan xusuustaa sida uu ugu qabay xiise badan shimbiraha intii uu isbitaalka ku jiray. Shimbiruhu waxa ay soo dul istaagi jireen daaqadda qolka aan daganayn wuuna jeclaa in uu halkaas kala cayaaro. Waxa kale oo uu jeclaa in uu shimbiraha dibadda eryado dhawrkii jeer ee aanu isbitaalka banaankiisa u bixinnay.

Mararka qaarkood, waxa madadaalin jiray kalkaaliyayaasha iyo shaqaalaha kale ee isbitaalka. Waxa aan xasuustaa mar ay kalkaalisooyinku ku soo lebbisteen dhar jini-jini aha si ay uga farxiyaan. Taasi waxa ay ahayd maalin qosol badan, sababtoo ah waxa uu ka cabsaday dharka ay qabaan! Xamiid weligii ma uusan arkin dad ku labisan dhar jini-jini aha, sidaas darteed muuqaalka dharkooda iyo wejiyadooda midabada leh ayaa cabsi gelin ku riday.

Si kastaba ha ahaatee, ugu dambeyntii waa uu ku dhiirraday waqti ka dib in uu la qabsado muuqaalkooda oo xataa saaxiib ayuu la noqday aakhirkii! Waxa ay u ahaayeen farxad iyo raynrayn isaga intii uu ku sugnaa gudaha isbitaalka.

Waxaa kale oo uu saaxiibbo ka dhigtay kalkaalisooyinka oo inta badan waa uu la ciyaari jiray iyaga. Kalkaaliyeyaasha ayaa jeclaa isaga, isna waa uu jeclaa iyaga. In uu saaxiib la noqdo kalkaalisooyinka aad ayay ugu fiicnayd Xamiid maadaama aan loo oggolayn in uu la kulmo carruurta kale ee isbitaalka ku jira, sababtoo ah waxaa laga helay caabuqa bakteeriyada looga yaqaano MRSA, isbitaalkana ma uusan rabin in uu caabuqa ku faafo carruurta kale ee isbitaalka ku jirta.

Isdhexgalka isaga iyo kalkaaliyayaasha ayaa had iyo jeer qalbigeyga diirrin jiray. Aad ayaan ugu mahadcelinayaa in uu ku hoos jiray daryeelkooda; Wax ka fiicanna ma aan weyddiisan karin!

Dhibaatada daawada kaga imanaysa ayaa ku cusleyd Xamiid. Marka laga reebo daawada qallafsan ee kiimoterabiga iyo qalliinka, waxa uu runtii la halgamay waxyaabo kale intii uu isbitaalka ku jiray. La qabsiga in qol isbitaal lagu sugnaado bilo, oo aan u fududayn guud ahaan ilmaha, gaar ahaan Xamiid oo la qabsaday xorriyadda iyo bannaankii weynaa ee xaafadaha

Gaarisa. Waxaa xasuusin mudan in uu Norway ku cusbaa, sidaas darteed wax walba waxa ay ku ahaayeen cusayb iyo layaab. Xitaa marka uu arkay baabuurta carruurtu ku ciyaarto ee isbitaalka taallay, ee weliba la dhexgeli karo.

Weligiis kuma uusan arkin Gaarisa labadii sano ee uu ku noolaa, waloow uuba da'a yaraa. Si gaar ah, waxa caqabad ku noqday la qabsado cuntada. Cuntada Norway waa mid ay adag tahay in lala qabsado oo waa mid aad uga duwan cuntadii uu ku bartay Gaarisa dhadhan ahaan.

Sidoo kale, rabitaankiisa cunto oo hooseeysay sababo la xiriira daawada kiimoterabiga ee uu qaadanayay. Xaqiiqdii in inta badan cuntada lagu siinayay tuubada NG-tube ka ayaa iyadana uga sii dartay cunta cunidiisa oo markii horeba liitay.

Si kastaba ha ahaatee, in uu Xamiid la qabsado cuntada Norway marna uma fududayn. Eebbe mahaddii, waxa uu ka qaadan jiray cunto dareere ah NG-tube ilaa dabayaaqadii bishii 3aad 2021. Dabayaaqadii bishii 3aad waa markii aan ka saarnay NG-tuubo oo uu ugu danbeyntii awooday inuu cuno cunto joogto ah oo afka ka qaato. Waxa ay ahayd dareen cajiib ah, ka aabbe ahaan in aan arko Xamiid oo si caadi ah wax u cunaya 2 sanno ka dib.

Bartamihii 2020-kii, waxaa bilaabmay in Xamiid joogitaankiisii dheeraa ee isbitaallada soo yaraado, waxa uuna bilaabay inuu maalmihiisa inta badan ku qaato guriga markii uusan ahayn bukaan-jiif. Tani waxa ay noo ahayd nafis weyn dhammaanteen. Waxa ayna Xamiid u fududaysay in uu dhadhamiyo nolosha guriga iyo qoyska, waxa ayna ka dhigtay habka soo-kabashadiisa mid aad u fudud oo sahlan. Bishi 6aad 2020, markii ay Vitamin A iyo daawada immunotherapy ku dhowayd dhammaad, ayaa waxa aan helnay warkii ugu anagsanaa tan iyo markii la bilaabay habmaamuuska daaweynta Xamiid.

Waxa aan helnay war wanaagsan, ka dib kulan aan la yeelannay dhakhtaradd Ellen Ruud bishii 6aad 2020. Dr. Ellen ayaa nagu wargalisay in uusan Xamiid lahayn calaamad ama astaan sheegaysa Neuroblastoma oo jirkiisa ku jirta ama ku hadhay.

Xamiid Kansar ma laha!

Waa farxad! Tani, waxa ay ahayd war dhegahayga farxad geliyay. Waxa ay ahayd mid ka mid ah maalmihii noloshayda ugu farxadda badnaa. Waxa keliya oo aad qiyaasi kartaa farxadda iyo raynraynta aan dareennay markii aan warkaas helnay.

Dhammaan maalmii murugada, mugdiga iyo ilmada badnaa, habeennadii hurdo la'aanta iyo walaaca, ugu danbayntii waa ay dhammaadeen. Maalmihii aan ka yaabanaa in aan ku jirno dagaal guuldarro iyo in kale ayaa ugu danbayntii soo afjarmay.

Waa ay dhammaatay.

Xamiid waa uu bogsaday, aad ayaana u farxay.

Farxad ayaan la ilmeeyay.

Waxa aan u mahadceliyey Eebbe weyne, dhakhaatiirta, qoyskayga, iyo dhammaan saaxiibadii ka qayb qaatay soo-kabashada wiilkeyga Xamiid. Marnaba ma aanan ka gudbi karin duufaantan iyaga la'aantood, weligeyna waxa aan abaal u haynayaa qof kasta oo i garab istaagay xilligan adag ee noloshayda.

Warka wanaagsan waxa uu watay dhiilladiisa oo Dr. Ellen ayaa nagu baraarujisay in Kansarka uu ku soo laaban karo sannad ama laba gudahood, sidaas daraaddeed waxa ay ahayd in aan si taxadir leh u niyadsamaanno.

Si kastaba ha ahaatee, waxaa na farxad geliyay in haddii Kansarku uusan soo laaban 2 sano gudaheed, fursada uu ku sii noolaan karo Xamiid ay sii kordhi karayso sannadba sanadka ka danbeeya. Inta ka hadhay 2020, Xamiid waa ay u dhammaatay dawadii, laakiin waxa ay ahayd in aanu u samaynno baadhitaanno joogto ah si aan u hubinno in aanu xanuun jirin iyo in haddii wax lagu arko inta lagu jiro baadhitaanka ay dhakhaatiirtu awood u yeelan doonaan in ay ku xakameeyaan wakhti fiican.

Mid ka mid ah baaristiisii ugu dambeysay ayaa lagaga sameeyay indhaha, dhegaha, sanka iyo ilkaha, kuwaas oo dhammaantood ay waxyeelayso dawada kiimoterabiga sida caadiga ah. Eebbe mahadii se, dhammaan baadhitaanaddu waa ay wanaagsanaayeen. Xaaladdiisu waa ay wanaagsanayd, xubnaha jidhkiisa oo dhanna waa ay caafimaad qabeen.

Waxaa intaa dheer, aad ayuu uga xoog badnaa sidii hore oo waxa uu bilaabay inuu si fiican lugaha ugu joogsado.

Ma uusan ahayn mid 100% caafimaaday, laakiin aad ayuu uga fiicnaa sidii hore.

Waxa ay ahayd mucjiso.

Wiilkaygii waa uu bogsaday!

Aad ayuu u wanaagsanaa oo uma baahno inuu mar dambe qaato, Daawooyin marka laga reebo Penicillin V oo uu weli qaato laba jeer maalin kasta ilaa maanta, subaxdii iyo fiidkii, si looga taxaddaro bakteeriyada pneumococcal.

Sababta oo ah, Xamiid beeryarada ayaa laga saaray oo ah mida bakteeriyadda ka hor tagta, bakteeriyaduna waxa ay carruurta ku keeni kartaa caabuq aad u daran. Sidaas daraadeed, Xamiid waa in uu qaataa Penicillin V ilaa uu ka gaadhayo da'da 15 sanno, dawo kalena ma qaato. Waxaanse joojinay Penicillin V September 2024. Dhammaadkii 2020, Xamiid aad ayuu u xoogganaa uguna diyaarsanaa in uu safro. Biloowgii bishii 1aad 2021, waxa aan ka duulnay Oslo, Norway, waxaana ka soo dagnay Nayroobi, Kenya. Waxaana diyaar u ahayn in aan bilownno bog cusub oo nolosheenna ah, magaalo cusub, annaga oo ah qoys caafimaad qaba. Cutubkaas argaggaxa leh ayaan soo xirnay oo waa aannu ku faraxsannahay in aan nolol cusub ka abuurno wadankeenna aan jecelnahay ee Kenya.

Waa cusub, nolol cusub iyo Nayroobi, Kenya!

Cutubka 5aad: Duufaantii ka dib

"Marmarka qaar duufaanta ugu waaweyn
waxa ay soo saartaa quruxda ugu badan.
Noloshu waxa ay noqon kartaa duufaan,
laakiin rejadu waa lama huraan, asxaabtaada
iyo qoyskaagana waa dahab."
— Steve Maraboli

5

Janaayo 8, 2021.

Maalintii aan Norway ka dhoofnay oo aan u safarnay Nairobi, Kenya.

Aniga, Fardowsa, Xamiid, Cammaar iyo hooyaday.

Waxa ay ahayd maalin xiiso badan!

Waxa aan ka duulnay Oslo, Norway 04:30 galabnimo, waxa aanu soo gaarnay Nayroobi subaxnimadii xigtay. Ku dhawaad laba sano ayaa laga joogaa markii Xamiid uu Gaarisa ka tagay una safray Oslo, Norway, si loogu soo daweeyo. Sidaa awgeed, waad qiyaasi kartaa 2 sanno wax badan ayaa iska beddelay Xamiid. Xamiid qiyaastii waa 4 sano jir, halka Cammaar uu ku dhowyahay in uu 2 sanno jirsado.

Waxa aanu gaarnay go'aanka ah in aan ku laabanno Kenya, sababta oo ah Fardowsa iyo carruurtu waxa ay ku noolaayeen Kenya ka hor inta aysan Norway imaan. Norwayna waxa ay u yimaaddeen una joogeen oo keliya daaweynta Xamiid oo soo dhammaatay.

Fardowsa waa ay u xiistay Kenya, waxa ayna rabtay inay ku soo noqoto meesha ay dareemaysay in ay tahay gurigeeda iyo weliba aniga aabahay oo jeclaa in aan wiilka kusoo celiyo Afrika.

Kenya waa gurigeenna, waana meeshii aan weligeen rabnay in aan ku korinno caruurteena, sidaas darteed markii dawadii ugu dhamaatay Xamiid si buuxda, waxaa la gaadhay waqtigii Kenya lagu noqon lahaa.

Lama huraan waa cows jiilaal!

Ma jirin sabab kale oo aan u sii joogno Norway, kol hadii la iisheegay in dawo kale aan Xamiid loo hayn, hadii uu xanuunku soo noqdo.

Hooyaday uma aysan guurin Kenya iyadu ee anaga ayay noo wehelyeeshay. Iyadu keliya waxa ay noola socotay si ay safarka nooga siiso gacan iyo gargaarka aan u baahannahay iyo si ay u hubiso in aan la qabsanno Kenya. Waxa ay joogtay Kenya dhowr bilood oo keliya waxa ayna dib ugu laabatay Norway.

Shaki la'aan, qofka ugu farxadda badnaa, rabtayna inay ku noqoto Kenya ayaa ahaa Fardowsa. Baaxadda farxadda ay dareentay markii ay Nayroobi soo caga dhigatay ayaa ahayd mid aan la sifayn karin. Fardowsa ayaa tan iyo markii ay Norway timid aad ugu xiisa qabtay gurigeedii hooyo, sidaa darteed, aad ayay ugu nafistay inay dib ugu soo laabato dalkeeda.

Dhammaan xubnaha qoyskeeda waxa ay ku nool yihiin Kenya aad ayayna ugu adkayd inay la qabsato nolosha waddan shisheeye (Norway), xataa labo sano oo ay ku noolayd kadib.

In kasta oo aan xoogaa baqdin ah qabay, haddana waxaa ii soo baxday in la qabsiga noloshii Kenya ka dib laba sanno oo aan Norway ku maqnayn aanay haba yaraatee wax adag ahayn.

Si fudud ayaan ula qabsannay nolosha Nairobi, Kenya, oo waxa ay noo noqotay sidii inaanan weligeenba ka tegin Kenya.

Nasiib wanaag, Xamiid iyo Cammaar waxa ay ahaayeen kuwo aad u da'yar, sidaas darteed si wanaagsan ayay ula qabsadeen nolosha Kenya. Cammaar isagu waxa uu ahaa ilmo yar oo laba bilood keli ah jiray markii uu ka tagay Kenya, oo ma uusan ka aqoon wax badan Kenya.

Xamiid isna waxa uu ahaa ilmo yar, balse ka weyn Cammaar. Waxaa farxad ahayd in Xamiid uu xasuusan karay dhowr qof iyo meelo gaar ah, si kasta oo uu muddo uga maqnaa Kenya.

Laqabsigayaga fudud ee nolosha Kenya, waxaa qayb weyn ka ahaa in qoyska Fardowsa oo idil Kenya ku nool yihiin, waxa ayna nagu soo dhaweeyeen gacmo furan, iyaga oo noo fududeeyay la qabsiga nolosha cusub ee Kenya.

Qoyskayagii oo dhami aad ayay u farxeen markaan ku soo noqonnay Kenya. Labadii sannadood ee aannu ka maqnayn aad ayay u welwelsanaayeen, waxa ayna si joogto ah noo waraysan jireen caafimaadka Xamiid, markii aannu u sheegnayna in aanu Xamiid Kansar qabin, aad ayay ugu sii farxeen.

Soo kabashada Xamiid waa mid mucjiso ah.

Markay indhaha saareen ee aanu soo gaadhnay Nayroobi, aad ayay u farxeen. Laba sano ka dib, in ay dib u arkaan Xamiid oo caafimaad ahaan aad u wanaagsan, wax weyn ayay uga dhignayd. Waxa kale oo ay aad ugu farxeen inay arkaan Cammaar oo in badan isbeddelay, sida aad qiyaasi karto, Cammaar waxa uu ahaa laba bilood markii uu ka tagay Kenya, haddana waa nin socda oo weliba hadlaya. Iyagu ma ay helin fursan ay ku arkaan isaga oo koraya ama hadaaqaya, marka laga reebo sawirro iyo muuqaallo aan u soo diri jirnay.

Midda ugu weyneyd ee qof walba ka welwelayay markii aan soo degnay Nayroobi, waxa ay ahayd cunta cunista Xamiid sida ay noqon doonto. Bilawgii horeba si fiican uma cuni jirin cunnada, gaar ahaan bishii Jannaayo ilaa bishii Maarso oo ahayd bilihihii ugu horreysay ee aan Kenya tagnay.

Sidii markii aan joognay Norway ayuu weli ula dhibbanaa in uu si caadi ah wax u cuno, waxaanan xasuustaa muddada dheer ee uu ku qaato in uu dhameeyo cunto la siiyay. Saameynta ay ku yeelatay kiimoterabiga xubnaha jirkiisa ayaa weli ahaa kuwa muuqda, waxa aana ku qasbanaanay in aan u samirno sida tartiibta aha ee jirkiisu uga soo kabanayo. Eebbe mahaddii, looma qorin cunto gaar ah, oo taasi waa ay nagu adkaan lahayd in lagu siiyo wadanka Kenya, oo bishii 3aad ba cunto cunis ayuu bilaabay.

Ilaa maanta, waxa uu cunaa cuntada caadiga aha ee qof kasta oo qoyska ka mid ahi uu cuno. Si kastaba ha ahaatee, waxa aan ku dadaalnaa in aan siinno cuntooyinka leh karbohaydratka dheeraadka ah iyo cuntooyinka borotiinka ku badan tahay, si aan u kordhinno miisaankiisa iyo muruqiisa una xoogeysto, inaga oo weliba og in uu leeyahay hal keli aha, ilaalinaynana. Si tartiib-tartiib ah ayaa rabitaankiisa cuntada u soo hagaagaysay bilba-bisha ka danbeysa, waa wax aan Eebbe weyne uga mahadcelineyno. Hal shay oo aan aad ugu dadaalnay ayaa ah in aan marinno baaritaanno xilliyada qaar si aan u hubinno in wax walba ay hagaagsan yihiin guud ahaan xaaladdiisa caafimaad. Maadaama na looga digay in xanuunka Neuroblastoma uu soo noqnoqda, tahayna in aan la soconno isbeddalka ku dhacaya jidhkiisa.

Hubsiimo hal baa la siistaa!

Waxa uu isbitaalka Gertrude ee Nayroobi Xamiid ku leeyahay dhakhtarad Kansar oo la socota xaaladiisa caafimaad, Dr. Doreen Karimi. Dr. Karimi waxa ay caadiyan ka qaaddaa shaybaadhka dhiigga Xamiid, waxa ayna mar marka qaarkood u gudbisaa isbitaalka Aga Khan si loogu sameeyo MRI, adeegaas oo aanu Gertrude's Hospital bixin. Dhakhaatiirta iyo kalkaaliyayaasha isbitaalka Gertrude waxa ay ahaayeen kuwo cajiib ah, waxaana uga mahadcelinayaa in ay gacan ka geysteen la-socodka caafimaadka Xamiid inta uu ku soo laabtay ee Nayroobi, Kenya.

Eebbe mahadii, Xamiid marar dhif ah ayuu bukoodaa, jawaabta baaritaankana had iyo jeer waa mid nadiif ah, oo na farxad gelisa. Marka laga reebo xanuunnada caadiga ah ee carruurta da'diisa ah ku dhaca, aad ayuu u caafimaad qabaa, oo xitaa waxa uu la ciyaaraa walaalkiis ka yar sidii ilmo aan xanuunsaneyn.Dhab ahaantii, caqabadii ugu waynayd ee uu kala kulmay caafimaadkiisa ayaa dhacday dhowaan bishii 3aad 2023, markaas oo ay jadeeco ku dhacday oo uu yeeshay qandho aad u sarreysa oo ay weheliso xanuun iyo jileec. Taas oo uu kasoo kabtay 3 toddobaad ka dib, wuuna fiican yahay ilaa maanta (bishii 4aad 2025).

Marka laga reebo jadeecadaas ku dhacday, soo kabashadiisu waxa ay ahayd mid wanaagsan. Waxa uu u xoog badan yahay oo u firfircoon yahay sida carruurta kale ee da'diisa ah, taas oo cajiib ah marka loo eego marxaladda xaaladdiisa caafimaad ay soo martay.

Maanta waxa uu aadaa dugsi Qur'aan, oo waa nin ku jira Juzka 4aad. Si fiican ayuu wax u bartaa. Xataa waxa uu bilaabay Kicinta, akhriska iyo qorista suuradaha dhaadheer, taas oo guul iyo taariikh weyn oo qiimo leh u ah qoyska oo dhan. Sidoo kale, waxa uu dhigtaa Tuition oo waxa uu dhigtaa luuqadda Engliska iyo xisaabta. Aad ayaan ugu faraxsannahay uguna hanweynnahay horumarkiisa waxbarasho, mana sugi karo inta aan ka arkayo isaga oo si rasmi ah u bilaabay iskool.

Aad ayay u fiican tahay in uu la joogo qoyskiisa waddanka Kenya. Shaki iigama jiro in cimilada diiran, cuntada dabiiciga aha iyo la-noolaashaha qoyskiisa ay caafimaadkiisa wax tartay. Markasta oo uu sameeyo sare-u-kac caafimaad, waxa aan ku mahadinnaa Eebihii na waafajiyay go'aanka ah in aan dib ugu soo celinno Kenya. Waxaa jira guulo yaryar oo fara badan oo aan ka gaarnay dhanka caafimaadka Xamiid intii uu yimid Kenya, haday tahay dhanka cuntada cunista ama dhanka tallaaba-qaadka.

si kastaba ha ahaatee, farxaddii ugu weynayd waxa aan dareennay markii uu bilaabay inuu cuntadda la cuno walaalkiis ka yar ee Cammaar iyo waalidkii. Muddo labo sano ah, waxyaabaha ay waalidiinta kale u arkaan wax iska 'caadi ah', ayaa in aan aragno annaga noo ahaa guul, sida in aan aragno Xamiid oo cunaya, cabbaya, islamarkaana cayaaraya waxa ay noo ahayd farxadda noogu weyn aniga, Fardowsa iyo guud ahaan qoyska.

Marna ma aanaan dayacin fursad, oo markasta oo aan u bixi karno dibadda si aan u soo qaadanno wakhti, waxa aan ku soo qaadan jirnay meelaha xiisaha leh ee magaalada Nayroobi sida Safari Walk, City Park, Westgate, Nextgen Mall, BBS Mall, Karura Forest iyo meelo kale oo badan. In aan arko wajigiisa oo iftiimaya daqiiqadahaas farxadda leh ee aan wada qaadanayno ayaa ii aha mid lagu diirsado.

Guud ahaan, soo kabashada Xamiid ka soo kabtay xanuunka waa mid sideeda u aha mucjiso.

Xamiid, waa isha ugu weyn ee farxadda qoyskeena.

Farxad ku waar abidkaa aabbe.

Waxaa waayo'aragnimo noogu filan keliya, labadii jeer ee uu ku sigtay in uu nafta waayo, haddana Eebbe kasoo kiciyay xanuunka.

Marmarka qaar waxa aan daawadaa Xamiid oo bannaanka kula ciyaaraya walaalkii iyo asxaabtiisa kale aniga oo aan ka welwelaynin in uu baahi caafimaad qabo. Markaan aragno horumarka iyo korriinka uu muddo afar sano ah (2021-2025) ku tallaabsaday, waxa aan dareemaa in aan ku guuleysannay howl culus.

Waxa aan ka soo gudubnay xilli aad u culus, dhan walbaba. Waxaa xaqiiq aha in nolosha aysan jirin wax ay adagtahay in laga gudbo oo aysan jirin caqabad aan laga guuleysan karin. Xili kasta iyo goob kasta. Haddiiba Xamiid la daweeyay oo uu bogsooday, wax walba waa suurtagal!

Hadda waxa aan ahay mid rumaysan in adduunka waxkasta ay suurtagal yihiin Eebbe idamkiisna laga gudbi karo. Dhab ahaantii, isma dhaho wax ayaa lagu guuldarraysan karaa.

Si kasta oo ay ahaataba, caqabadaha aan mararka qaarkood la kulmo, waa dhif in aan ka welwelo, sababta oo ah, waxa aan hubaa in Eebbe weyne garabkayga joogo.

Ma wax la barbar dhigi karaa jira in aan ku waayi gaadhay ilmahayga xanuunka Kansarka dartii?!

Haddii Eebbe uu bogsiin karo wiilkayga, waxkasta oo kale waa uu ii samayn karaa.

Eebbena cid walba waa uu u bogsiin karaa, cidda ka xanuunsan.

Qisada ku dhacday wiilkayga iyo qoyskayga, ayaa sidoo kale noqon karta mid faa'ido u leh qof kasta, dhan walba nolosha.

Eebbe oo la kaashado, qoyska oo lagu xirnaado iyo adkaysi oo la muujiyo waa waxa suurtagelin kara riyada qofka.

Had iyo jeer xasuuso – rajadu waa lama huraan, duufaan iyo dabayl walba dabadeedba waa doog.

Weligaa ha quusan.

Eebbena la kaasho.

Oo horey u talaabso!

Cutubka 6aad: Casharradii aan bartay

"Waxa kugu dhacaya lama eego, laakiin waa kolba sida aad uga falceliso, taas ayaa muhiim ah." —Epictetus

6

Waa Abriil 2025.

Xamiidna si buuxda ayuu u bogsaday.

Wakhtigan aan qorayo cutubka u dambeeya ee buuggan, Xamiid waa uu noolyahay, waana caafimaad qabaa. Waa wiil dugsi iyo tuition dhigta, la cayaara carruurta dhiggiisa ah, aadna u faraxsan.

Si la mid ah carruurta asaaggii aha.

Eebbe mahadii, Kansar kuma soo noqon Xamiid, ka qoys ahaanna dhammaanteen Eebbe ayaan ku kalsoonnahay in uusan kusoo celinin.

Haddaan dib u milicsado, waxa aan qiri karaa in waayo'aragnimada aan ka dhaxlay xanuunka wiilkayga Xamiid yahay kii iigu murugada badnaa abid noloshayda. Hubaal, sida qof kasta ula kulmo caqabad, waxaa i soo martay dhibaatooyinka nolosha tii ugu adkayd ee aan la halgamo.

Halgan dheer.

Ka aabbe ahaan, in aan arko wiilkayga aan jeclahay oo la halgamaya nolosha waxa ay ii ahayd murugo iyo calool xumo aan cidna la doonayn inay marto. Cabsida, welwelka, walbahaarka iyo "maxay noqon doontaa" ayaa aad iigu adkeyd in aan xamilo, waana dhibaato Eebbe iga koriyey. Waxa aan dhihi karaa, si aan shaki lahayn, waa xanuun iyo dhibaato i soo martay igana dhigtay qof ad'adag kana xooggan shalay. Dhibka aan soo maray ima dilin, imana dhuldhigin. Kaliya waxa uu beddalay fikirkii aan shalay ka haystay nolosha. Nuurka aan ahay maanta waa mid aad uga duwan kii 7sano ka hor aan ahaa.

Waxa aan ahay qof leh iimaan oo aadna uga adkeysi badan kii shalay. Arkayna naxariista Eebbe iyo inuu marka baahi timaaddo uu si dhab ah uga jawaabo ducada, xitaa xilliyada ugu mugdiga badan.

Intii aan la daalaa dhacayay xanuunka haleelay wiilkayga ee Neuroblastoma, waxa ay ii ahayd waaya'aragnimo aanan horey u soo marin. Waxaa shaki la'aan jirta casharro aad muhiim u ah oo aan bartay: sida in aan u danqado dadka kale ee la daalaa dhacaya xanuunnada.

Mid ka mid ah casharrada iyo waaya'aragnimada iiga korodhay waa **muhiimadda xoojinta iyo horumarinta awoodda gudaha** (*inner strength*).

Inkasta oo ay muhiim tahay in aad heysato dad aad ku tiirsanaato xilliyada adag, haddana xoogga dadka kale waxa uu wax ku tari karaa muddo kooban. In aad adkaysato oo aad is dejiso lugahana dhulka ku xajisato xilliyada duufaantu socoto waa lagama maarmaan. Run ahaantiina waa awood sare oo aanay dadka badankiisu haysan, balse loo baahan yahay.

Akhriste, waa in aad barataa sida awoodaada gudaha (inner strength) loo soo saaro. Xaqiiqdii, marka aad wajahayso xanuun sida kansar (Neuroblastoma) oo ilmahaaga ku dhacay waa mid aad u xanuun badan, waxaadna u baahantahay awood aad u heer sarraysa oo aadan weligaa malaysan inaad haysato. Waxa ay la mid tahay sidii adiga oo helay keyd awood qarsoon oo kugu dhex jirta kuna caawinaysa xilliyada aad ku dhex jirto xaaladaha adag sida mida aan soo maray oo kale.

Mid kale oo ka mid ah casharada aan bartay ayaa ah, haddii aad rabto inaad si dhab ah u kobciso awooddaada gudaha (inner strength), waa inaad kobcisaa heerka baraaruggaaga. Waxa aan bilaabay in aan ku baraarugo qaabka aan u fikiro, qaabka aan u dareemo cabsida, waxa keena dareenka cabsida iyo shakiga, sido kale waxa guud ahaan kiciya dareemadayda.

Dhibaata kasta oo aan ku dhex jiro ama igu hareereysan, waxa aan wakhti kala qaadan jiray naftayda xilliyada qaar, joogteeyayna in aan u qoondeeyo naftayda wakhti gaar ah, aniga oo dib u milicsanaya, una fiirsanaya, tallaabooyinka aan qaaday iyo kuwa ila gudboonba. Taas ayaana dhistay awooddeyda gudaha.

Si lamid ah in aan dhiso awoodeyda gudaha, waxa aan sidoo kale yaqiinsaday muhiimada ay leedahay in aan helo taageero xooggan oo igu hareereysan. Aniga oo haysta qoyskayga dhow, hadana waxa ay ii ahayd mid cajiib ah taageerada aan ka helay qaraabada, asxaabta iyo bulsho-weynta dariska igula ahayd waddanka Norway, gaar ahaan xaafadannada Stovner ee Oslo. Waxa ay noo ahaayeen tiir dhexaad weyn oo na xoojiya, la'aantoodna aad ayay u adkaan lahayd in aan si fudud uga gudubno caqabadaha qaar.

Akhriste, weligaa ha dhayalsan taageerada iyo awooda aad ka heli karto bulshada kugu xeeran. Marka aad wajahayso caqabad daran, sida la-tacaalidda xanuunka Kansarka, waa in aad haysataa taageero xoog leh. Waa muhiim jacaylka, fahamka, iyo dhiirrigelinta aad ka heli karto qoyska, bulshada, qaraabada, asxaabta, iyo kooxda caafimaadka xiliga xaaladuhu adag yihiin.

Xidhiidhka qoyska waa mid xoogaysta wakhtiyada adag, sida anigaba aan bartay. Waxa aan bartay in waqtiga adag uu qoyska isugu soo dhaweeyo sidii hore si ka duwan. Waxaa laga yaabaa in aad maleynayso in walaaladaa inbadan isu dhowdihiin qoys ahaan, laakiinse, marka ay masiibo dhacdo, waxaa aad baran in aad isaga dhawaan kartaan sidii hore. Isu-soo-dhowaanshaha reerka iyo gaar ahaan carruurta ayaa laba-jibbaarma. Qof kasta oo qoyska ka mid ahna waxaa ku xoogeysan in midba midka kale ku tiirsanaado, wadaagaanna culeyska caqabadaha, iyo in ay u wada dabaaldegaan guulaha ay gaadhayaan. Xidhiidhkoodana waxa uu noqdaa mid aan jabi karin, waana quruxda midnimadu leedahay.

Haddaba, waxa aan kugu dhiirrigelinayaa in had iyo jeer aad ilaaliso u-dhawaanshaha qoyskaaga. Ha oggolaan in khilaaf yar uu kaa fogeeyo qoyskaaga, sababtoo ah, marka ay dhibaato dhacdo, cidda keliya ee aad heysataa waa iyaga. Waxa aan ula jeedaa, weligay reerkayga waa aan qiimayn jiray mar walbana aad ayaan isugu dhoweyn, laakiin markaan arkay sida hooyaday, walaalahay iyo qaraabadayda qaaliga ah ay runtii noogu hagarbaxeen, ayaa iga dhigtay in aan la ashqaraaro una mahadceliyo. Markasta oo aan wax u baahdo iyo wakhti kastaba, hooyaday ama walaalahay waxa ay joojin jireen wax walba oo ay gacantaku hayaan si ay ii caawiyaan.

Aniga iyo xaaskaygii Fardowsa oo kali aha ma ahayn in uu na haysto culeysku, oo waa nalala qaybsanayay, taasina waxa ay ahayd nicmo aad u weyn. Shakina igagama jiro in ay mar walba garabkayaga joogaan, wax kastoo dhaca, anigana si lamid ah ayaan garabkooda u joogi marwalba, Eebbe idamkiis.

Meel hoy la mid ah ma jirto!, qoyskuna waa hoy.

Waxa kale ee aan bartay in aan si dhab ah u qaddariyo, ayaa ah sida ay muhiim u tahay in loo dabaaldego dhammaan guulaha yaryar ee nolosha, iyada oo aan loo eegin yarida ama waxtarka ay leeyihiin ee noo muuqda wakhtigaas. Mararka qaarkood, marka aan ku dhex jirno mowjado dhibaatooyin, waxa aan jecelnahay in ay dhacdo mucjiso, si aan loo arki karin dhibaatooyinka yaryar ee aan wajahayno.

Si kasta oo ay guushu u yar tahay, xusuusnow in ay tahay muhiim in la xuso guul kasta, ha ahaato mid weyn ama mid yar. Guulahaas yaryar waa kuwo aad muhiim u ah, sababtoo ah, waxa ay ku siinayaan rajo aad loogu baahan yahay marka arrin adag tahay. Waxa ayna ku siinayaan awood aad ku gaadhaan guusha weyn,

Isku duubnida xooji!

Waxa aan xasuustaa sida aan had iyo jeer u ahaa mid kala badbata mar kasta oo Xamiid uu gaadho guul yar. Markasta oo uu ka soo gudbo hal marxallad oo daaweyn aha, mar kasta oo uu xoog yeesho iyo markii uu bilaabay inuu mar kale wax cuno. Dhammaan daqiiqadahaas waxa ay ii ahaayeen kuwo qurux badan. Waxaa laga yaabaa inay u muuqdeen kuwo yaryar wakhtigaas, laakiin waxa ay ahaayeen kuwo indhahayga ku nuursadaan marka la eego arxandaradda xanuunka Neuroblastoma uu leeyahay.

Guul kasta oo yar waxa ay ii ahayd guul weyn!

Waxa aan sidoo kale bartay muhiimadda ay leedahay **ku noolaashaha "wakhti-xaadirka"**, sidoo kale la-tacaalidda xanuun halis badan, gaar ahaan marka uu bukaanku yahay ilmahaaga, ayaa runtii waxa ay ku baraysaa sida loo qaddariyo wakhti-xaadirka. Noloshu waa hibo, berrina la iskuma hubo imaatinkeeda. Sidaas darteed waxa aad yaqiinsan in aad qaddariso maalin kasta iyo tallaabo kasta, si aad farxad u hesho xitaa daqiiqadaha ugu yar. Ma ogtahay, in waqtiga aan la joogno ilmaheenna iyo kuwa aan jecelnahay uu yahay midka ugu qaalisan.

Waxa aan bilaabay in aan daqiiqad kasta la damaashaado Xamiid, Cammaar, iyo dhammaan qoyskayga.

Farxad kasta, sheeko kasta, wakhti kasta oo madadaalo ah oo aan la qaato iyaga ayaa hadda iiga qiimo badan sidii hore. Waxa aan jeclahay in aan wakhti la qaato, oo waxa aan isku dayaa in aan la joogo intii karaankayga ah, aniga oo mahadinaya farxadda yar ee aan la wadaagayo. Xitaa marka aan galo mashquul badan, waxa aan isku dayaa in aan firaaqo raadiyo, oo waa aan u hakiyaa wax walba oo aan ku mashquulsanahay. Noloshu aad ayay u gaaban tahay, mudantahayna in la qaddariyo daqiiqad kasta.

Naftaada daryeel, sidoo kale. Tani waxa ay aad iigu caddaatay markii aan la tacaalayay xanuunka Xamiid. Markaad la halgameyso xanuun halis badan sida xanuunka Neuroblastoma, waa ay fududdahay in aad hilmaanto naftaada. Aad ayayna u fududdahay in aad naftaada ku hilmaanto dhacdooyinka isdaba joogga ah ee si maalinle ah u dhacaya. Waxa aad hilmaami in aad isdaryeesho laakiin, i rumayso, daryeelidda naftaada waa muhiim marka aad marayso tijaabooyin xanuun leh. Wax faa'iido ah uma yeelan doontid kuwa aadka kuugu baahan, marka adigu 100% aadan caafimaadsanayn. Waayo, haddii anigu aan bukoon lahaa, ma aanan heleen fursad aan Xamiid ku daryeelo. Sidaas darteed, had iyo jeer xusuusnow inay muhiim tahay inaad mudnaanta siiso caafimaadkaaga iyo kan qoyskaaga, xitaa markaad daryeelayso qof xanuunsan.

Diiradda saar inaad si wanaagsan wax u cunto, jimicsi sameysid, inaad waqti tayo leh geliso naftaada iyo inaad heshid habab kala duwan oo aad iskaga yarayso walbahaarka.

Waxa ayna is-daryeelidaadu ku fadhidaa micno badan, marka la eego sida aad u caawini kari kuwa aad jeceshahay ee xanuunsan, waan hubaa taasi. Waxa aad sidoo kale u baahan tahay inaad la timaaddo hannaan cusub oo aad nolosha ugu mahadnaqdo. Inta badan waxaa la yiraahdaa "mahadnaqu waxa uu soo jiitaa barako," taasna waxa aan ku arkay noloshayda. Mar alla markii aan mahadnaqa (**Istiqfaarta**) Eebbe badiyo, waxa uu ahaa Xamiid mid muujiya caafimaad. La-tacaalidda xanuun halis ah, runtii waxa uu beddelaa dabeecaddaada iyo adduun'aragaaga.

Iyada oo shaqadu ay ahaan jirtay waxa iigu muhiimsan, hal habeen oo keli aha ayay isku bedeleen wax walba, oo qoyska ayaa waxa uu ii noqday waxa ugu muhiimsan noloshayda, inkasta oo awalba uu ii muhiimsanaa lahaa. Si lama filaan ah, waxa aad bilaabaysaa inaad qaddariso waxyaabaha yaryar ee nolosha ku xeeran iyo inaad farxad ka hesho daqiiqad kasta iyo maalin kasta. Guulaha aad gaadhayso iyo taageerada aad helayso waa wax isbeddel weyn u leh nolosha.

Laakin isbeddel aragti noocaas aha waxa uu dhici karaa oo keliya haddii qofku isu ogolaado in uu dhan kale wax ka fiiriyo.

Dadka qaar aad ayay u madax adaygaan, laakiin ma wanaagsano in lagu daydo oo la noqdo sidooda oo kale marka aad la kulanto dhibaato. Waa in aad muujisaa qaangaarnimo iyo waynaan.

Kobcinta shucuurta shaqsiyadeed waa qayb muhiim ah, tusina horumarin shaqsiyadeed oo qaan-gaar ah, in uu maro qofku waayo-aragnimada tan oo kale ahna runtii waxa ay bedeli kartaa shucuur ahaan. Waxa ay furtaa qalbiga, waa ay sii qoto-dheereysaa dareenka, waxa ayna ku xasuusinaysaa sida ay noloshu u nugushahay. Waxa ay bulshadu ina fartaa in aan noqonno qof adkeysi badan, xooganna, oo aan marnaba muujisan shucuurtiisa. Laakiin, tani kuma jiro caafimaad, oo dhab ahaantii ma aha ad-adayg in la qariyo shucuurta (emotion). Awoodda dhabta ahi waxa ay timaaddaa marka aynu si toos ah u wajahno shucuurteenna, iyada oo aynaan qabin wax cabsi ah. Waa lagama maarmaan in rag iyo dumarba shucuur ahaan muujiyaan qaangaadhnimo. Beryahan, intii aan qarin lahaa dareenkayga oo aan hoos u dhigi lahaa shucuurteyda, waxa aan bartay sida loo muujiyo shucuurteyda si buuxda oo xitaa aad u nugul una muujiyo dareen kuwa aan jeclahay.

"Tani waa hab wanaagsan oo lagula tacaali karo waqtiyada adag si caafimaad qab ku jirto". Mar kasta oo shucuur/dareen ahaan aad u fur-furantahay dadka kale, waa marka ay iyaguna isu kaa furfuraan dareen ahaan, oo weliba kuu oggolaanaysa inaad wadajir isugu timaaddaan oo aad wajahdaan dhibaato kasta oo idin soo foodsaarta. Si kastaba ha noqotee, taxadarkaada lahoow, illeen dadka kale badankood kuuma danqan doonaan adiga xilli kasta, taasina waa mid aan u wanaagsanayn midnimada, khaasatan marka aad la tacaaleyso dhacdo naxdin leh sida jirro halis ah. Dhab ahaantiise, in aad qarsato shucuurtaada ama ka qariso dadka kale, kaa dhigi mayso mid ka xorooba xaaladda dareeneed ee ku haysata.

Waayo'aragnimadayda aan ka helay xanuunka haleelay wiilkeyga Xamiid ayaa i bartay muhiimadda ay leedahay in la kobciyo garaadka shucuureed iyo furfurnaanta niyadda. Ka hor inta aan la ogaanin xanuunka Xamiid ee Neuroblastoma, ma aannan lahayn xiriir adag aniga iyo Xamiid, sababta oo ah, in aan ku kala nooleyn laba waddan oo masaafa dhuleed isu jiray. Wada Joogga aan wada joognay Norway, waxa ay noo ahayd markii ugu horreysay ee aan fursad isugu helno si dhab ah aniga iyo Xamiid, waana markii xiriirkayaga shucuureed (emotion) uu billaabmay inuu kobco. Runtii waa aan bartay wiilkayga, si hoose ayuuna ii bartay aabbe ahaan, ilaa hadda waxa aan leennahay xiriir ka weyn mid aabbe iyo wiil u dhaxeeya. Haddaysan ahaan lahayn dhibaatadan nagu kulmisay Norway, waxa ay u badantahay in aanan isugu dhawaaneen sidan, xilli kooban. Inkasta oo ay ahayd dhibaato argagax leh, haddana waxa ay si aan ku talagal ahayn noogu sahashay in aan si fudud isugu soo dhawaanno.

Waxa kale oo ii kordhay aqoon iyo waayo'aragnimada guud, aniga oo yaqiinsaday sida ay aqoontu muhiim u tahay. Jahligu weligii wax wanaagsan ma aha, gaar ahaan marka lala tacaalayo xanuun arxan-daran, sida Neuroblastoma. Waxa aad heleysaa xasillooni maskaxeed markaad fahanto bahalnimada xanuunka aad la halgamayso. Xanuunka Neuroblastoma ayaa igu qasbay in aan cilmibaaris badan ka sameeyo cudurka. Waxaanna ku qaatay saacado badan oo aan la soo koobi karin internetka oo aan ka baranayo waxkasta oo aan ka baran karo cudurka, si aan si kalsooni leh ugu qeexo nafteyda xanuunka Neuroblastoma.

Akhriste, aad ayay muhiim u tahay inaad noqoto 'qof iskii wax isku bara.' I rumayso, naftaada oo aad wax ka barto cudurka Kansarka, gaar ahaan midka caruurta sida Neuroblastoma, fursadaha lagu daaweyn karo iyo agabka lagula tacaaali karo waa wax noqon kara cilmi aad qof ku bedbaadin kari, xaqiiqdii. Iyada oo ay muhiim tahay in la aamino dhakhaatiirta, haddana waa inaad sidoo kale wax bartaa naftaada si aad u hubiso in adiga ama qofka aad jeceshahay aad la hesho daaweynta ugu fiican ee suurtogalka ah, kuna habboon. Inta aad aqoon u leedahay xanuun, ayaad si fiican isugu diyaarin kartaa qaadashada go'aanno xog ku dhisan.

Waxa ay dhacdadan i bartay in **carruurtu ay ka xoog badan yihiin sida aa u malaynayno.** Mararka qaarkood, xataa dadka waaweyn waxa ay u badan tahay inay dhayalsadaan awoodda ku duugan carruurta, laakiin waayuhu waxa ay i bareen sida ay carruurtu u leeyihiin awood iyo adkaysi. Tani waxa ay igu keentay in aan wiilkayga ku fiiriyo indho cusub; markasta oo aan arko isaga oo u dulqaadanaya daawa kasta, gaar ahaan dawada ugu naxariista daran ee kiimoterabiga, weliba dhoolacaddeyn kaga gudbaya, runtii waxa ay ahayd waayo i cabsi geliyay oo guul laga gaadhay. Ad'adeygiisa ayaa i siisay awood lama filaan ah, waxaanan uga mahadcelinayaa inuu yahay geesi weliba adkaysi ku filan leh, oo uu ku wajihi karo cudur kasta, sababtoo ah, Xamiid waxa uu i siiyay dhiirrigelin ka badan intii aan lahaa.

Ugu danbayntii, farriinta ugu muhiimsan ee ay tahay in aan kula wadaago waa: **Weligaa ha lumin rajada, adkayso, oo weligaa iyo ebidkaa ha quusan.** Inta ay nafta kugu jirto, marna haka daalin in aad halganto, oo dhibka ha isu dhiibin. **Mar walbana waqti ku bixi baryada Eebbe; waxa aad u dhowdahay Eebbe inta aad malaynayso in ka badan isaga.**

Waxa uu Eebbe Quraanka kariimka ahi ku yidhi, *"hadday ku warsadaan Nabiyow addoomadu xagayga anigu waan dhawahay waana ajiibaa (aqbalaa) baryada markay i baryaan, ee ha i maqleen iyaguna hana i rumeeyeen si ay u hanuunaan"* (Qur'aan. 2:186).

Hagaag akhriste, halkaas ayaad ku haysataa - war run ah oo ka yimid qof u usoo joogay dhibaatada xanuunka Kansarku leeyahay, oo haddana la tacaalay, Eebbe na uga gargaaaray. Waxa aan ka gudubnay waayo murugo badan leh; laga soo bilaabo ogaanshaha in wiilkaygu uu Kansar qabo ilaa uu ka bogsaday, waa guul aan ka gaadhnay Kansarka. Haddii aan anagu gaadhnay, adiguna waad awooddaa. Waxa aana si dhab ah u rajeynayaa in casharradani ay caawiyaan qof kasta oo wajahaya xanuunnada arxanka daran sida Kansarka (Neuroblastoma) ama cuduro kale, gaar ahaan waalidka ay ka bukaan carruurtu. Haddiiba buuggan aan ku dhiirigelin karo qof ama ka badan, waa noo guul. Guusha aan ka guuleysannay xanuunka Neuroblastoma, waa mid naga saartay mugdi, noona saartay iftiin.

Xusuusnow, si kasta oo ay saadaashu tahay, had-iyo-goor rajo ayaa jirta. Muuji adayg oo dedaalka sii wad akhriste. Waxna barnaftaada, raadso taageero, oo u dagaallan, kuna dedaal caafimaadka ilmahaaga. Kana faaiideyso wakhti xaadirka aad joogto, ku raaxayso guulaha yaryar eed gaadho, oo wakhti la qaado naftaada, daryeelna, xataa marka ay xaaladdu ugu adagtahay.

Naf is geli oo awood yeelo!

Isku soo wada duub oo, had-iyo-jeer, **duufaan kasta dabadeed dhulku waa cagaar.** Waxa keliya oo ay tahay waa in aad **aamintaa Eebbe weeyne, marnaba baryadaada kugu qadin mahayee.**

Tixraac

American Cancer Society. Treatment of neuroblastoma. https://www.cancer.org/cancer/types/neuroblastoma/treating/by-risk-group.html#:~:text=Children%20at%20low%20risk%20usually,go%20away%20on%20their%20own (Accessed on 1st August 2023).

Ianadoctors.com. Medical marijuana and neuroblastoma. http://marijuanadoctors.com/conditions/neuroblastoma. (Accessed on 1st August 2023).

Michael Nel. https://radiopaedia.org/cases/93906/studies/112434?lang=us(Accessed on 1st August 2023).

Pasqualin, C. High Risk Neuroblastoma: Standard Clinical Practice Recommendations. Goustave Roussy Cancer Campus. https://siope.eu/media/documents/escp-webinar-22sept-slides.pdf. An espcp-webinar. (Accessed on 1st August 2023).

PET CT Scan - Get Lost, Purpose, Side Effect & Power Benefits. https://bookmerilab.com/tests/ct-scan/pet-ct-scan/. (Accessed on 1st August 2023).

Servaes, S. E., Hoffer, F. A., Smith, E. A., & Khanna, G. (2019). Imaging of Wilms tumor: An update. Pediatric Radiology, 49, 1441-1452

Mahadnaq

Ugu horrayn waxa aan mahad ballaadhan u soo jeedinayaa Ilaahay (subxaanahu watacaalaa) iyo cidkasta oo suuraglisay in uu buuggan inoo soo baxo. Haddii aanay jirin taageeradooda, dhiirrigelintooda iyo caawintooda aan kala go'a lahayn, howshani iima hirgasheen.

Waxa kale oo aan jeclaan lahaa in aan mahadnaq qotodheer u jeediyo wiilkayga curadka ah ee Xamiid, oo ah dhiirrigelinta ka danbaysa buuggan.

Aabbe: Adkeysigaaga iyo geesinnimada aad ku wajahday xanuunka Neuroblastoma ayaa taabtay qalbigayga oo waxa ay i bareen casharro qotodheer oo ku saabsan nolosha iyo jacaylka. Waxa aad tahay geesigayga, weligeyna waan kaaga mahadcelinayaa adkeysiga iyo dulqaadka aad muujisay.

Waxa aan mahad ballaadhan u soo jeedinayaa hooyaday oo ila joogtay intii aan ku jirnay dhibaatadan, oo igala socdaashay waddanka Norway ilaa Kenya dibna iigula soo laabatay Norway, iyada oo ii ahayd macallin aad u wanaagsan waayihii aan ku jiray isbitaalka. Sidoo kale aabahay oo had iyo jeer ducada, guubaabada iyo saddaqada-bixinta marna naga iloobin.

Waxa kale oo aan jecelahay in aan xuso xaaskayga qaaliga ah ee Fardowsa oo ii ahayd udubdhaxaad intii aan ku jirnay arrinka Xamiid, jacaylkeeda iyo awooddeeduna ay ahaayeen dhiirrigelin joogto ah. Waan ogahay sida ay taasi kuugu adkayd, waanan ka mahadcelinayaa waxkasta oo aad u samaysay Xamiid iyo qoyskayaga oo dhan. Waxa aad i siisay awood intii aan ku guda jiray daweynta xanuunka Xamiid, ma aanan awoodeen adiga la'aantaa waxaas oo dhan.

Walaalahay, qaraabada, deriska iyo asxaabteyda, dhammaan intii i garab istaagtey muddada xanuunka badan waan idiin mahadcelinayaa. Caawimadiinnu waxa ay ahayd mid aad u balaadhan, weligayna ma illaawi doono dhammaan taageerada aad nasiiseen aniga iyo qoyskayga, macna ahaan, dareen ahaan, iyo ducadiina joogtada ahaydba. Jacaylkiinna, garashadiinna, iyo taageeradiinna aan kala go'a lahayn waxa ay noo ahayd wax wayn wakhtiyadii adkaa. Joogitaankiinna, hadalkiinna wanaagsan iyo tilmaantiinna raxmadda leh ayaa micno weyn noo lahaa. Waad ku mahadsantihiin in aad na garab istaagteen xilligii marxaladdaas adag aan ku sugneyn.

Xirfadlayaasha caafimaadka oo qayb muhiim ah ka ahaa safarkayaga: khibradiinna, dedaalkiinna, iyo daryeelkiinna naxariista ku dheehnayd, waxa ay noo samaysay isbeddel weyn oo nolosheenna ah, waxa ayna badbaadisay nolosha wiilkayaga. Dedaalkiinna hagar la'aanta ah ee aad ku bixiseen daaweynta iyo taageeradiina wanaagsan ayaa ahaa mid qiimo leh, waxaanan weligayo idiinka mahadcelin doona sida ay idiinka go'antahay inaad caawisaan carruurta sida wiilkayga oo kale ah. Waxa aan jeclaan lahaa in aan si gaar ah ugu mahadceliyo Dr. Ellen Ruud oo iga hubisay suggidda tayada macluumaadka caafimaad ee cutubka (Cutubka 4aad), ahaydna dhakhtarkii wiilkayga xiliyadii Rikshospitalet.

Waxa aan sidoo kale u mahadcelinayaa Dr. Sh. Cali Maxamed Saalax iyo Asxaabtiisa sida Sh. Cabdirashiid Sh. Cali Suufi iyo qaar kale oo badan oo u duceeyay wiilkayga xilliyadii adkaa ee uu ku jiray qaybta daryeelka degdegda ah iyo xitaa ka dib.

Waxa aan sidoo kale jeclaan lahaa in aan u mahadceliyo safaaradda Boqortooyada Norway ee Nayroobi ku leedahay, oo gacan naga siisay dedejinta dukumeentiyada safarka iyo sidoo kale ururka *Kreftforeningen* oo gacan na siiyay mar aan u baahnayn.

Ugu dambayntii, waxa aan jeclaan lahaa in aan mahadnaq u jeediyo akhristayaasha buuggan. Xiisaha aad u qabtaan sheekadeenna iyo rabitaankiinna ah inaad wax ka baratаan oo aad dareentaan waayaha qoysaska uu saameeyay xanuunka Kansarku waa mid ii samaynaysa macno qotodheer. Waxa aan rajeynayaa in buuggani uu idin siiyay dhiirrigelin, naxariis iyo dareen wadajir ah, khaasatan kuwiina wajahaya caqabado la mida ah kuwa aan wajahnay.

Guntii iyo gebagebadii, buuggani waxa uu dhiirrigelin u yahay dhammaan daryeelayaasha iyo dadka uu ku dhacay xanuunka Kansarka, aaminsanna in aan laga kici karin kansar iyo cudurrada kale ee halista leh, gaar ahaan xanuunada carruurta. Buuggani waxa uu daaha ka qaadayaa awoodda iyo adkeysiga caruurta, sidoo kalena xusayaa in jacayl iyo rajo aan weheshan karno wakhtiyada adag.

www.ingramcontent.com/pod-product-compliance
Lightning Source LLC
La Vergne TN
LVHW010053061026
849532LV00004BC/1281